はじめてでもやさしい

透析看護

透析療法の知識・技術と
患者マネジメント

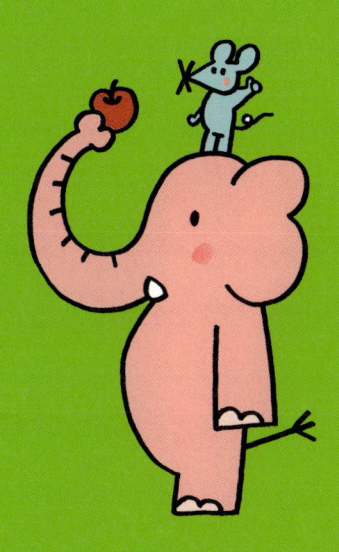

Gakken

編集・執筆者

編集
渋谷　祐子	NTT東日本関東病院高血圧・腎臓内科部長，血液浄化センター長

執筆者
髙橋　紘子	NTT東日本関東病院高血圧・腎臓内科
水野　智仁	NTT東日本関東病院高血圧・腎臓内科
菅原　有佳	東京大学医学部附属病院腎臓・内分泌内科
北原　　啓	NTT東日本関東病院臨床工学部　医療技術主任
山口　智史	NTT東日本関東病院臨床工学部
坂口亜由美	NTT東日本関東病院臨床工学部
井上　信幸	NTT東日本関東病院心臓血管外科
菊川留美子	NTT東日本関東病院血液浄化センター
新井　和美	NTT東日本関東病院血液浄化センター
鈴木　　梢	NTT東日本関東病院血液浄化センター
小川　京美	NTT東日本関東病院血液浄化センター
古殿　孝高	NTT東日本関東病院高血圧・腎臓内科　医長
森谷　知代	NTT東日本関東病院看護部　透析看護認定看護師
稲川　利光	NTT東日本関東病院リハビリテーション科　部長
安川　生太	NTT東日本関東病院リハビリテーション科　理学療法士
佐々木千里	NTT東日本関東病院栄養部　医療技術主任　管理栄養士
井手　宏人	NTT東日本関東病院総合相談室　ソーシャルワーカー

撮影協力
日髙　寿美	湘南鎌倉総合病院腎臓病総合医療センター腎免疫血管内科　部長
和田　尚子	湘南鎌倉総合病院看護部

編集担当　：黒田周作，鈴木優子，編集室　槙
カバー・表紙・本文デザイン：糟谷一穂
DTP　：塚原房子，梶田庸介，編集室　槙
表紙イラスト　：橋本　豊
本文イラスト　：橋本　豊，青木　隆，日本グラフィックス，西脇けい子
撮影協力　：NTT東日本関東病院，湘南鎌倉総合病院
写真撮影　：亀井宏明写真事務所

はじめに

看護師が主導の透析療法のためのガイドブック

　我が国の透析患者数は，2011年末に30万人を超え，現在もその数は増加の一途をたどっています（日本透析医学会の調査による）．日本の透析医療は世界のトップレベルの水準を誇りますが，その一方で患者さんの高齢化が進み，糖尿病や高血圧，心不全，悪性腫瘍などさまざまな疾患を併せもつ患者さんも少なくありません．

　そんななか，透析患者さん一人ひとりに安全で適切な透析療法を提供し，そして患者さんの社会生活を支えるためには，医師だけではなく，看護師，臨床工学技士，栄養士，事務などの力を結集したチーム医療が不可欠です．とくに，医療スタッフの大部分を占める看護師が果たすべき役割は，透析療法にかかわるケアや透析中のモニタリングはもちろん，食事療法や薬物療法における患者さん指導など多岐にわたります．そのため，透析看護にはじめて取り組む看護師は，病棟とは異なる業務に戸惑うことも多いかと思います．

　本書は「はじめてでもやさしい」シリーズの一冊として，はじめて透析療法にかかわる看護師が自立して業務を行うために知っておきたい知識や技術についてまとめました．

　腎臓の働きや腎不全の病態など透析療法の理解に必要な基本的な医学的知識をはじめ，透析療法の実際として，透析装置の構成から，血液透析の手順，腹膜透析の手順，患者指導，社会資源の活用まで網羅しています．

　また，このごろ重要視されている透析患者のリハビリテーションについても解説を加えました．なお，解説にあたっては，写真やイラストを多く用いて，わかりやすい説明になるよう努めました．

　本書が透析専門施設はもちろん，透析療法が必要な患者さんが療養している病棟など，あらゆる医療現場で透析医療，透析患者さんにかかわる看護師にとって，日々のケアに役立つ書となれば幸いです．

2015年5月

渋谷　祐子

第1章 透析療法の基礎知識

❶ 腎臓の構造とその働き

- 2 **腎臓の位置と形** / 髙橋紘子
  - 腎臓の位置
  - 腎臓の形
  - 腎臓の血管
- 4 **腎臓の構造** / 髙橋紘子
  - ネフロンの構造
  - 腎小体の構造
  - 尿細管の構造
- 6 **腎臓の働き** / 髙橋紘子
  - 代謝老廃物の排泄
  - 体液量と組成の調整
  - ホルモンの産生と調節

❷ 腎不全の原因と症状

- 8 **腎不全の病態** / 水野智仁
  - 急性腎不全
  - 慢性腎不全
- 10 **腎不全の病期と症状** / 水野智仁
  - CKD重症度分類

❸ 透析療法の原理と適応

- 12 **透析療法とは** / 菅原有佳
- 13 **透析療法の種類（血液透析と腹膜透析）** / 菅原有佳
  - 血液透析
  - 腹膜透析
- 14 **透析療法の原理** / 菅原有佳
  - 原理
  - 半透膜
  - 浸透圧
  - 拡散と透析
  - 濾過
- 15 **種類** / 菅原有佳
  - 透析療法
  - 血液濾過
  - イーカム
  - 血液透析濾過
  - 腹膜透析
- 16 **透析療法導入の適応** / 菅原有佳
  - 慢性腎不全
  - 急性腎不全

第2章 透析療法の実際

❶ 透析装置の構成と透析液

- 20 **透析用患者監視装置** / 北原 啓, 山口智史
- 22 **透析液** / 北原 啓, 山口智史
  - 透析液の作成
  - 透析液の組成
  - 透析液の濃度
  - 透析液の水質基準について

❷ 透析条件の設定

- 26 **安全に透析療法を行うために** / 髙橋紘子
  - ダイアライザの選択
  - ドライウエイト
  - 除水量
  - 透析時間と回数
  - 血流量
  - 透析液流量とその温度
  - 抗凝固薬

❸ バスキュラーアクセス

- 33 **バスキュラーアクセスとは** / 井上信幸
  - バスキュラーアクセスの分類
- 37 **アクセストラブル** / 井上信幸
- 39 **穿刺** / 井上信幸
- 40 **留置カテーテルの穿刺** / 髙橋紘子

❹ 血液透析

- 41 **開始の準備から終了までのフローチャート** / 髙橋紘子
- 42 **透析開始前の準備（プライミング）** / 北原 啓, 坂口亜由美
  - 必要物品
  - プライミングの目的
  - プライミングの方法
  - プライミングの手順
  - ガスパージ
- 49 **患者入室** / 菊川留美子
  - 入室時の観察
  - 体重測定

50 **透析開始準備**／新井和美
- 透析前の観察
- 透析条件の設定
- 穿刺に必要な物品
- バスキュラーアクセスの観察
- 穿刺の手順

57 **透析中の観察とケア**／鈴木　梢
- 患者さんの状態把握
- 除水計画
- 透析中の機械監視
- 透析中の排泄介助
- 指導

61 **透析終了操作**／北原　啓，坂口亜由美，鈴木　梢
- 必要物品
- 返血の手順
- 返血終了後の観察
- 環境整備・退室
- 後片付け

66 **一時離脱時のケア**／菊川留美子
- 透析の一時離脱の方法

68 **身体症状のトラブルとケア**／小川京美
- 血圧低下
- 不均衡症候群
- 出血
- 筋痙攣
- アレルギー
- 空気混入

72 **機器に関するトラブルとケア**／小川京美
- 静脈圧上昇
- 静脈圧低下
- 気泡混入

⑤ 腹膜透析①CAPD（持続可動式腹膜透析）

74 **開始の準備から終了までのフローチャート**／古殿孝高
- 腹膜透析（PD：peritoneal dialysis）とは

79 **環境整備，必要物品の準備**／森谷知代
- 環境整備
- 必要物品の準備

80 **透析液の準備**／森谷知代
- 手洗いとマスクの装着
- 透析液バッグの準備（ツインバッグの場合の手順）

84 **排液**／森谷知代
- バッグのカテーテルへの接続
- 排液の実施と終了

87 **透析液の注入**／森谷知代
- プライミング
- 腹腔内に注入
- 終了
- 排液の処理

89 **付）機械によるチューブの接続，切り離し**／森谷知代
- 接続
- 切り離し

⑥ 腹膜透析②APD（自動腹膜透析）

92 **開始の準備から終了までのフローチャート**／古殿孝高

93 **必要物品**／森谷知代
- 機械で接合する場合

93 **APDの準備，透析液の準備**／森谷知代
- APDの準備
- 透析液とAPD回路の接続
- 排液ラインと排液タンクの接続
- 接続の確認
- 治療の準備
- トランスファーチューブとAPD回路の接続

99 **APDの実施**／森谷知代
- APD開始
- APD終了
- 回路の切り離し
- 後処理

102 **腹膜透析中のトラブルとケア**／森谷知代

7 透析患者のリハビリテーション

103 透析患者のリハビリテーション ／稲川利光，安川生太
- リハビリテーションとは
- 透析患者の身体機能・日常生活動作（ADL）
- 腎臓リハビリテーション
- 透析中の運動療法
- NTT東日本関東病院（当院）での取り組み

8 患者指導

110 食事療法 ／佐々木千里
- 適正なエネルギーを補給する
- 適量で良質なタンパク質を摂取する
- 減塩
- 水分管理
- カリウム制限
- リン制限
- ＜付録＞特殊食品の活用

117 降圧療法 ／古殿孝高
- 血圧管理
- 血圧管理目標値
- 透析間体重増加がリスク
- 低血圧もリスク
- 脈圧上昇もリスク
- 血圧変動もリスク
- 降圧薬の選択

119 薬物療法 ／古殿孝高
- 意義
- 薬物動態と透析の影響
- 薬物療法と合併症

121 検査データの読み方 ／古殿孝高
- 透析効率
- 貧血
- 骨代謝
- 水分・塩分
- 感染症

9 社会資源の活用

126 医療費と障害年金 ／井手宏人
- 医療費
- 障害年金

128 利用できる福祉制度 ／井手宏人
- 障害福祉サービス
- 介護保険サービス

付録
- 18 略語一覧
- 130 引用・参考文献
- 131 索引

第1章

透析療法の基礎知識

腎臓の構造とその働き
腎不全の原因と症状
透析療法の原理と適応

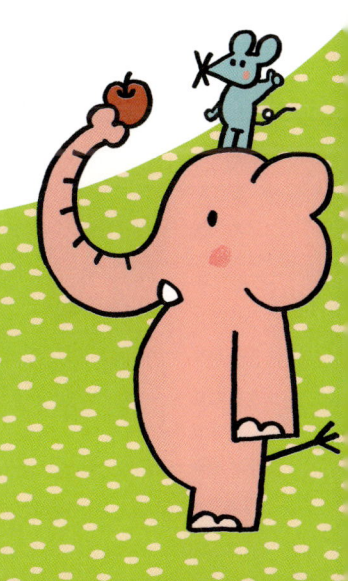

1 腎臓の構造とその働き

腎臓の位置と形

腎臓の位置

　腎臓は左右に一つずつ存在し，成人では第11胸椎〜第3腰椎くらいの高さにあります．右側は肝臓があるため，左側と比べて半椎体〜1椎体分低く位置しています（図1）．

　後腹膜腔に存在し，周囲は左腎臓が上方を副腎，前面を胃底部と脾臓，腎中央部を膵臓，下方を横行結腸に，右腎臓が上方を副腎，腎中央部を十二指腸，下方を上行結腸に囲まれています（図2）．

腎臓の形

　腎臓自体は前腎筋膜がジェロタ（Gerota）筋膜，後腎筋膜がツッカーカンドル（Zuckerkandl）筋膜とよばれる密性結合組織の膜状の構造物でおおわれています．呼吸性変動がある臓器で，ソラマメ様の形をしており，縦10〜12cm，幅5〜6cm，厚さは約3cm，重さは約150gです（図3）．

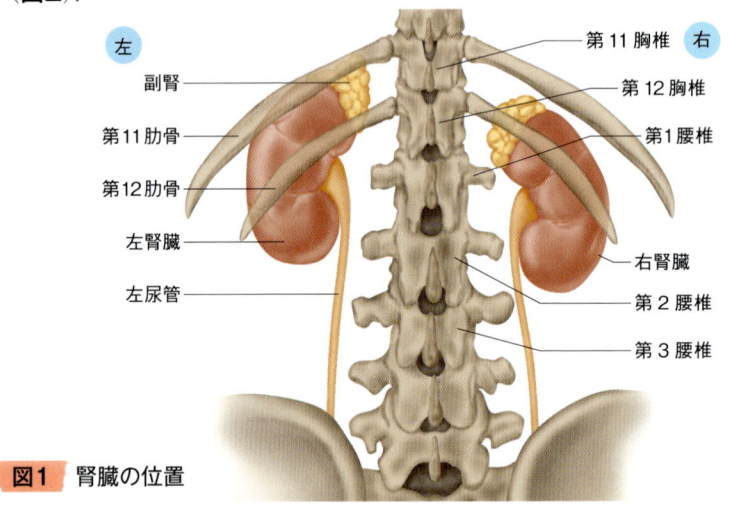

腎臓の血管

　腎臓の内側（脊柱側）のくぼみを腎門とよび，腎動脈，腎静脈，尿管，リンパ管などが出入りし，腹側より腎静脈，腎動脈，尿管の順に並びます．その内部に入ると腎洞があり，腎動脈，腎静脈，尿管は腎洞の内部で枝分かれをしていきます（図4）．

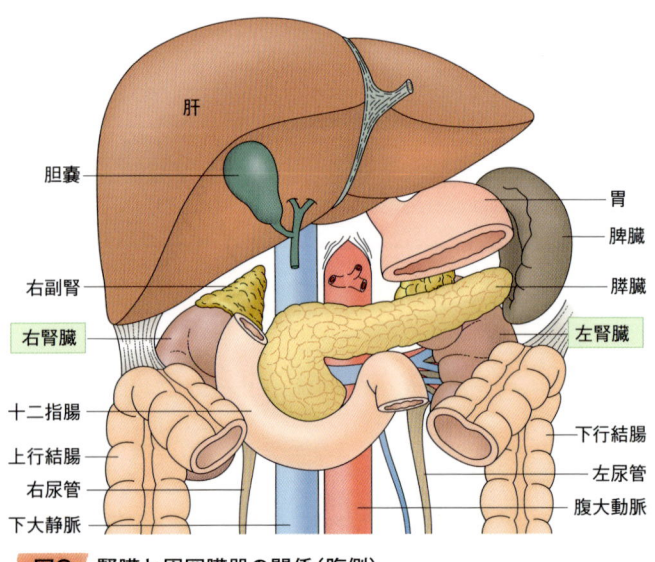

図1 腎臓の位置

図2 腎臓と周囲臓器の関係（腹側）

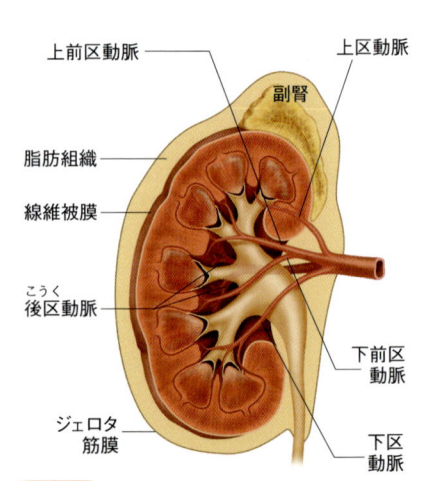

図3 腎臓の形

ここでは腎臓の位置，形，血管について解説します．

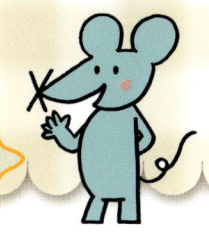

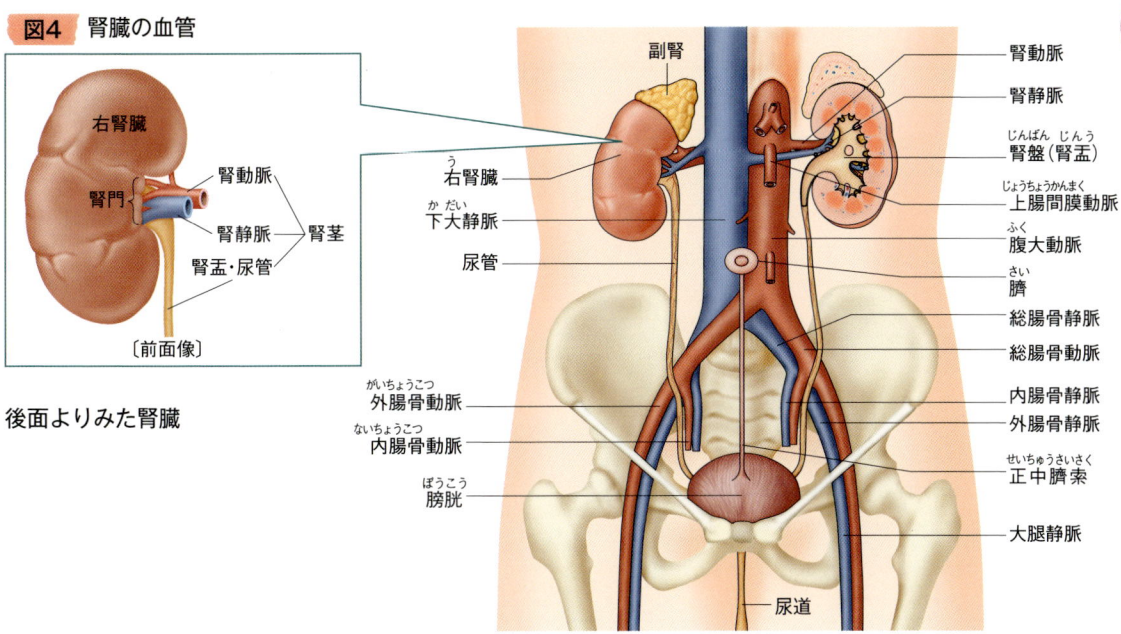

図4 腎臓の血管

後面よりみた腎臓

図5 腎臓の縦断面

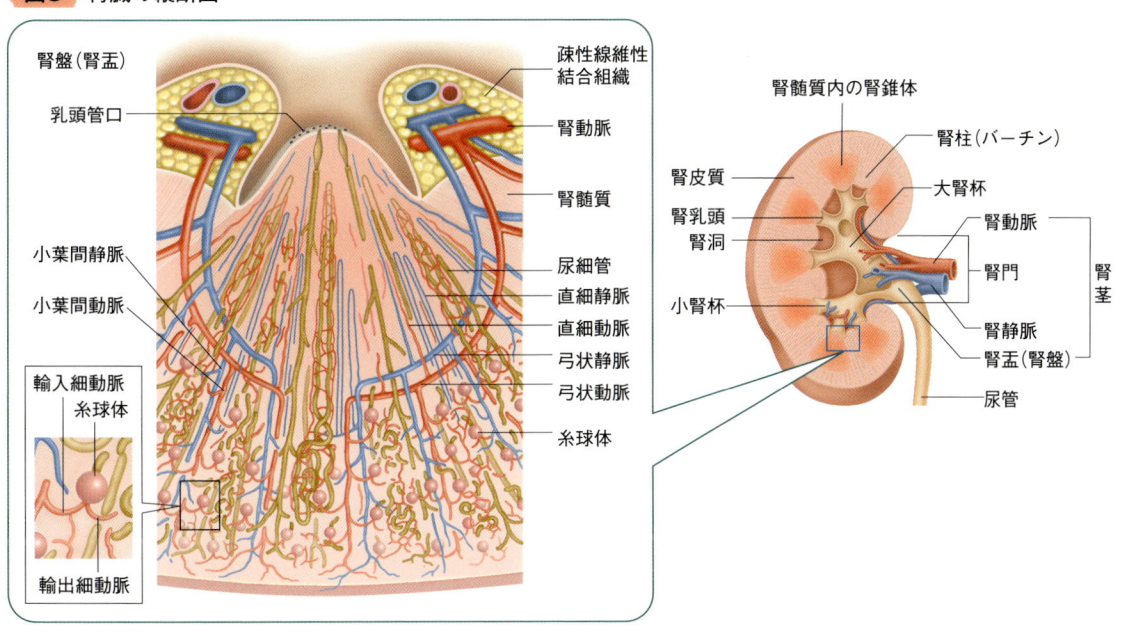

　腎動脈は，大動脈が身体の左側に位置しているため左腎動脈と比べて右腎動脈のほうが長く，腎静脈は下大静脈が身体の右側に位置しているため，右腎静脈と比べて左腎静脈が長いです．

　腎動脈，腎静脈，尿管は1本ずつ出入りしていますが，それぞれ2，3本ずつ位置する奇形も見られます．

　腎動脈は前枝と後枝に分かれ，その後さらに枝分かれをして腎錐体のあいだを通り葉間動脈となり，皮髄境界あたりで弓状動脈となります（**図5**）．

　静脈系は尿細管周囲の毛細血管網を形成した後，多くは静脈と並行して走行し，最終的に腎静脈に流入します．腎臓のリンパ管は動脈に沿って走ります．

腎臓の構造

腎臓は被膜でおおわれ，長軸割面で観察すると被膜下に腎実質があり，その内側には尿が一時的にたまる腎盂が存在し，尿管に移行します．腎実質は表層1/3の皮質と深層2/3の髄質に分かれ，髄質は腎乳頭に向かい円錐状に突出した構造を形成し，腎乳頭とよばれます．腎乳頭が突出した部分を腎杯とよびます（3頁図5参照）．

ネフロンの構造（図1）

尿を作る最小単位はネフロンとよばれ，一側で約100万個のネフロンがあります．ネフロンは，毛細血管の塊である糸球体とこれを包むボーマン（Bowman）嚢，尿細管から形成され，糸球体とボーマン嚢を合わせて腎小体とよびます．また，血管が出入りする側を血管極，尿細管側を尿細管極とよびます．

腎小体の構造（図2）

糸球体の毛細管壁は内皮細胞，基底膜，足細胞で形成され，そのあいだにはメサンギウム細胞が存在しています．内皮細胞にはたくさんの穴が開いており，血漿成分の濾過がしやすくなっていますが，分子量の大きな物質は通過しないようになっています．

また基底膜は陰性に荷電しているためアルブミンなどが通過しないようになっています．足細胞の足突起がスリットを形成し，その間隙から原尿が濾過されます．これらが濾過膜を形成し，アルブミンがもれ出ないようにしながら血液から尿を濾過します（図3）．

尿細管の構造

ボーマン嚢から続く尿細管は，近位尿細管，近位直尿細管，ヘンレ（Henle）係蹄，遠位尿細管，集合管となり，いくつかのネフロンの集合管が合流し腎盂に尿が流れます．近位尿細管は電解質やブドウ糖，アミノ酸を含む糸球体濾過量の50〜75％という大量の物質の再吸収を行い，ヘンレ係蹄では下行脚で水の吸収を行い，太い上行脚ではNaとClの選択的再吸収が行われることで対向流を形成します．遠位尿細管はアルドステロンの作用によりNa再吸収とK分泌が行われます．集合管は抗利尿ホルモン（ADH：antidiuretic hormone）が作用し，水の吸収を行うとともに尿素の再吸収も行います．

糸球体から出た輸出細動脈は尿細管を取り囲むように網目状に走り，尿細管で吸収された水や電解質など取り込みます．腎動脈は葉間動脈から皮髄境界あたりで弓状動脈となり，皮質に向かって放射状に小葉間動脈へと分岐し，輸入

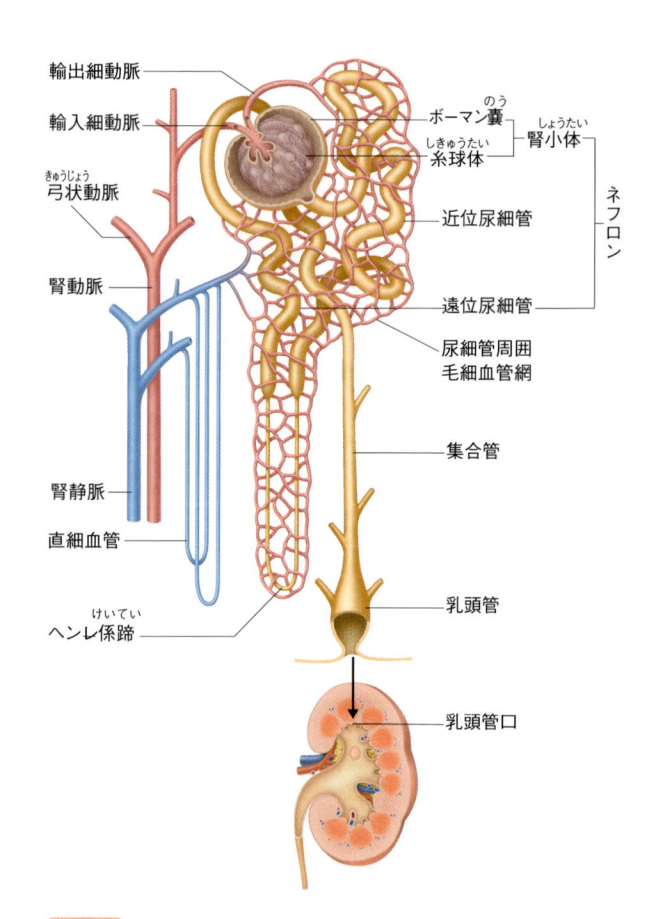

図1 ネフロンの構造

> ここではネフロン，腎小体，糸球体濾過膜の構造について解説します．

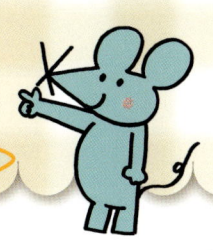

細動脈となって糸球体へ流入，その後輸出細動脈となります．輸出細動脈の後は尿細管周囲の毛細血管網を形成しますが，髄質に向かう血液は皮髄境界近くの傍髄質糸球体のみから送られ，残りの表在・中皮質糸球体は皮質の尿細管周囲に向かって血液を送り出します．

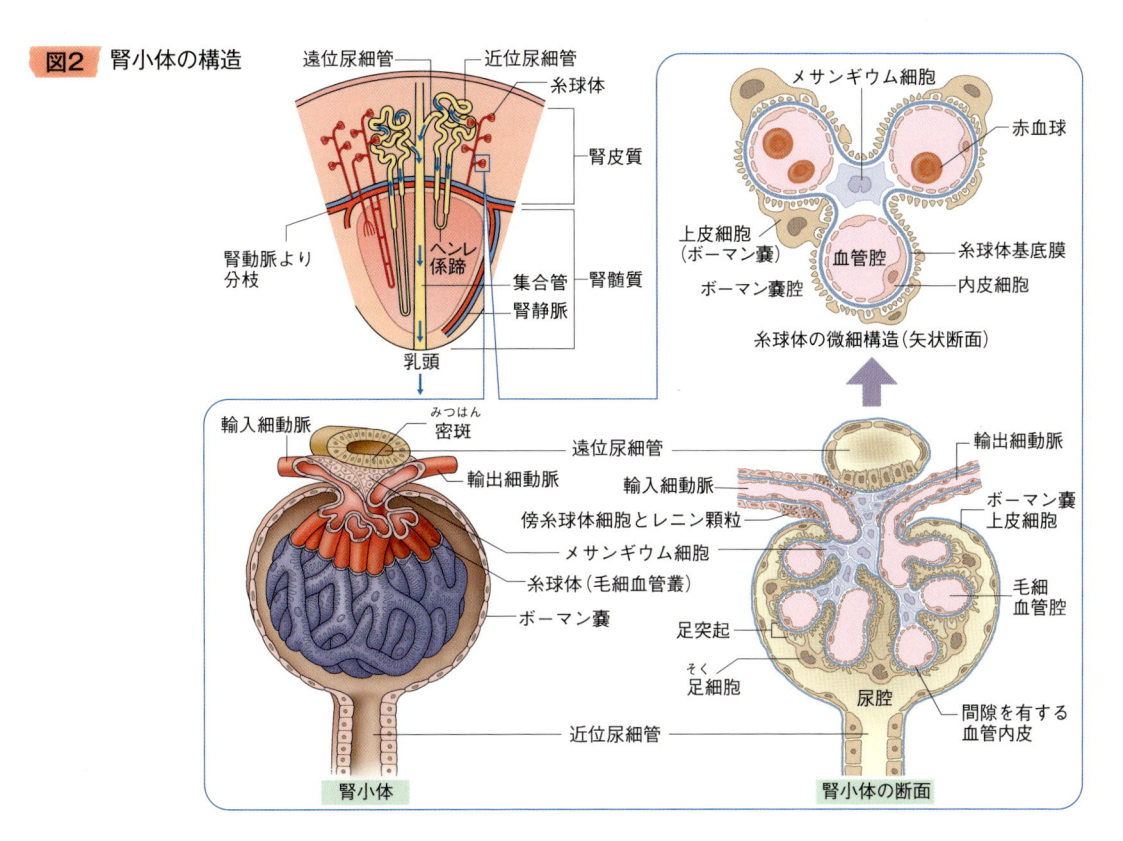

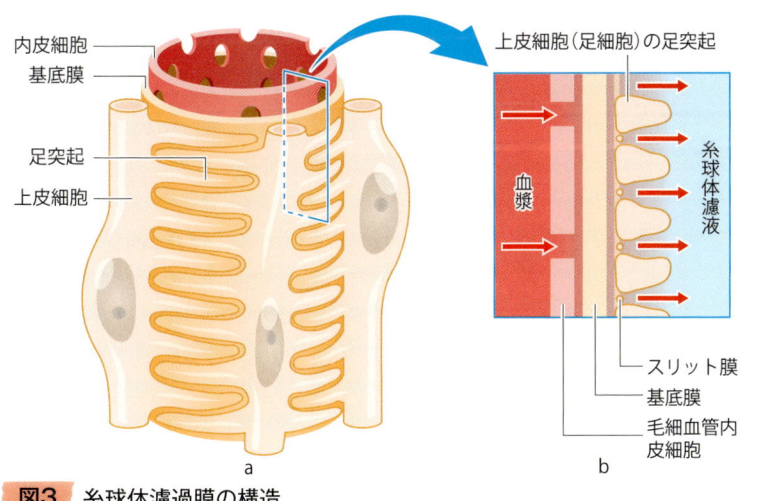

図2　腎小体の構造

図3　糸球体濾過膜の構造

a：細胞同士の接触　b：糸球体濾過膜
糸球体の毛細血管内皮細胞には直径50〜100nmの孔が多数あり，透過性が高い．毛細血管内皮細胞，基底膜，足細胞の3層が濾過膜を形成して糸球体濾過でふるいとしてはたらく
（大地陸男：生理学テキスト，第7版，p456，文光堂，2013を改変）

腎臓の働き

腎臓は生体内の環境を一定に維持しようとする働きがあり，大きく分けると3つに分類されます．1つめは老廃物の排泄，2つめは電解質や水，酸塩基平衡の調節，3つめはホルモンの産生調節といった内分泌器官としての働きです．

肝臓の主な働き
①老廃物の排泄
②電解質や水，酸塩基平衡の調節
③ホルモン産生の調節

代謝老廃物の排泄

食物から吸収された栄養素は，三大栄養素の炭水化物，タンパク質，脂質とビタミン，電解質などからなります．炭水化物，脂質は大部分が水，二酸化炭素に代謝されます．タンパク質は窒素を含むアミノ酸から構成されており，尿素窒素，クレアチニン，尿酸などに代謝され，主なものは尿素窒素です．腎臓は，これらの排泄を行い体内の恒常性を維持しています．

腎臓は心拍出量の20～25％の血流（1,000～1,200mL/分）があり，毎分500～600mLの血漿が糸球体を通過します．約100mLの糸球体濾過液（原尿）が毎分濾過され，1日量は144Lにもなります．原則分子量67,000以上の物質は濾過されず，これ以下の分子量物質は濾過され原尿中に含まれます（微量のアルブミンも濾過されます）．

濾過された原尿は，尿細管で必要なアミノ酸やアルブミンなど物質の再吸収が行われ，最終的に残ったものが尿中に排泄されます（表1，図1）．

体液量と組成の調整

糸球体では1日に144Lもの原尿が生成され，その約90％が尿細管で再吸収されます．血圧と循環血漿量により糸球体濾過量（GFR：glomerular filtration rate）とNa再吸収が調節されており，循環血漿量が減少するとレニン-アンジオテンシン-アルドステロン（RAA：renin-angiotensin-aldosterone）系が活性化され尿中Na排泄が減少し，逆に循環血漿量が増加した場合には心房性ナトリウム利尿ペプチドが分泌され尿中Na排泄が増加します．

Na過剰摂取により体液量が増加すると尿中へのNa排泄を増加させ尿量も増え，Na摂取量に比して水分摂取量が少ないと血液の浸透圧が上昇するため，口渇中枢を刺激して飲水を促すとともに，抗利尿ホルモン（ADH）分泌により尿量を減らして是正をはかります（図2）．

表1　尿成分の調節

調節か所	再吸収と分泌
近位尿細管	・尿細管と細胞間の電解質濃度（Naポンプの能動輸送の役割が大きい），静止膜電位の勾配差によって電解質（Na^+，Cl^-，HCO_3^-，K^+，Ca^{2+}など）の再吸収が行われる（濾過量の70％）． ・ブドウ糖，アミノ酸，水などの再吸収 ・代謝物（アンモニア，クレアチニン，H^+など）の分泌
ヘンレ係蹄	・Na^+，K^+，Cl^-，Ca^{2+}，水の再吸収 ・K^+，尿素の分泌
遠位尿細管	・アルドステロンの作用により，Na^+の再吸収とK^+の分泌が行われる． ・そのほか，Cl^-，水の再吸収，H^+，アンモニアの分泌が行われる．
集合管	・Na^+，尿素，水の再吸収（抗利尿ホルモンは水の吸収を促進し，尿を濃縮する） ・K^+，H^+，アンモニアの分泌

ここでは腎臓の働きとして，代謝老廃物の排泄，体液量と組織の調整，ホルモンの産生と調整について解説します．

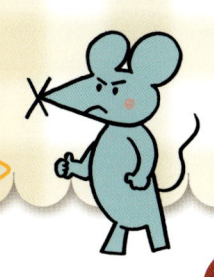

また腎臓は酸塩基平衡の調節も行っており，ヒトのpH7.4±0.05に調節されています．代謝により多数の酸（H^+）が産生されますが，体内では急激な酸化が起こらないよう緩衝系が存在し，$H^+ + HCO_3^- \Leftrightarrow H_2CO_3 \Leftrightarrow H_2O + CO_2$の式のように適宜移行します．

腎臓での調節機構は尿細管でのH^+とHCO_3^-の調節で行われ，H^+は尿細管でHCO_3^-やHPO_4^{2-}やNH_3と結合し尿中に排泄されます．

ホルモンの産生と調節

腎臓ではさまざまなホルモンの産生や調節が行われています．エリスロポエチン（EPO：erythropoietin）は，骨髄で赤芽球系幹細胞からの分化誘導を行い赤血球を産生します．腎不全ではEPO産生が低下するため腎性貧血を生じます．腎臓は血圧調節も行っており，遠位尿細管のNa濃度が低下すると傍糸球体装置の緻密斑が感知し，輸入細動脈顆粒細胞からレニンの分泌を行います．RAA系を介して，血圧や体液量の調節を行っています．

ビタミンDは腸管からのCa，P吸収を亢進させ血液中のCa濃度を調整していますが，肝臓で代謝を受けたのちに腎臓で活性化されます．副甲状腺ホルモン（PTH：parathyroid hormone）は腎臓に作用しPの排泄を促します．ADHは集合管に作用して水の調節を行います．

引用・参考文献は130頁を参照

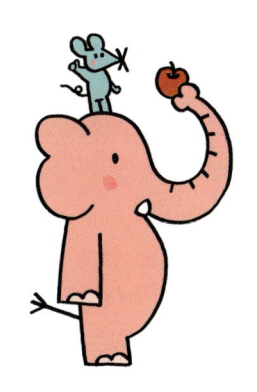

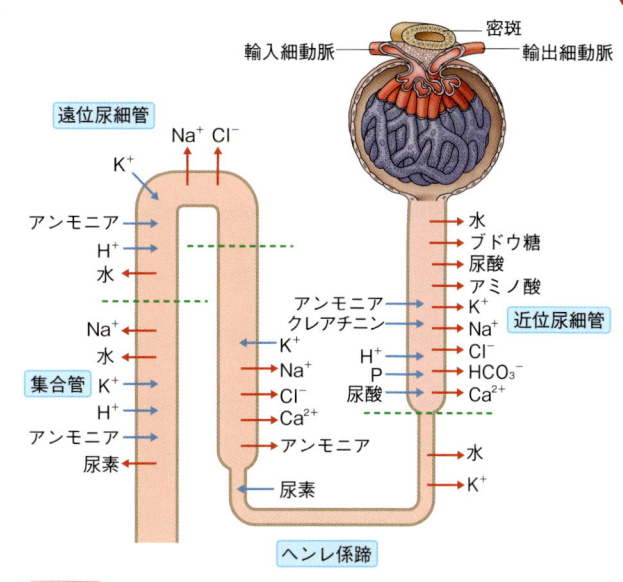

図1 再尿管の再吸収（→）・分泌（→）機能

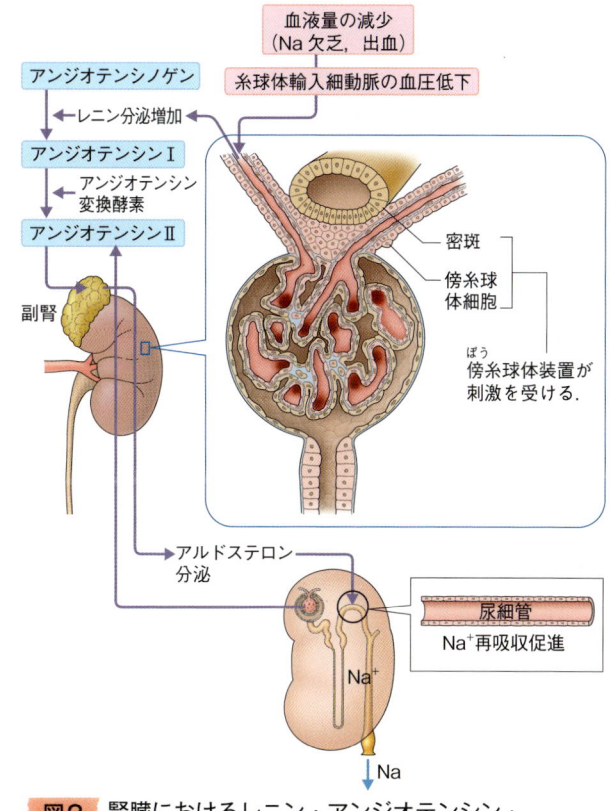

図2 腎臓におけるレニン・アンジオテンシン・アルドステロン系

2 腎不全の原因と症状

腎不全の病態

腎不全とは，腎臓の機能障害を起こし，臨床症状や検査所見異常を示す状態です（図1）．経過により，急性腎不全と慢性腎不全に大別されます（図2）が，最近では，急性腎不全を急性腎障害（AKI：acute kidney injury），慢性腎不全を慢性腎臓病（CKD：chronic kidney disease）とよびます．

急性腎不全

急性腎不全は数日〜数か月の経過で腎機能が低下するものをいい，原因として，腎臓のどの部位の障害かにより，腎前性，腎性，腎後性に分けられます（図3）．

腎前性腎不全は脱水や血圧低下による腎臓への血流低下で起こるものを，腎性腎不全は薬剤，感染症，手術などによる腎実質の障害で起こるものを，腎後性腎不全は尿路結石や前立腺肥大などによる尿の通過障害で起こるものをさします．

それぞれ原因が改善すれば腎機能の回復が望めます．

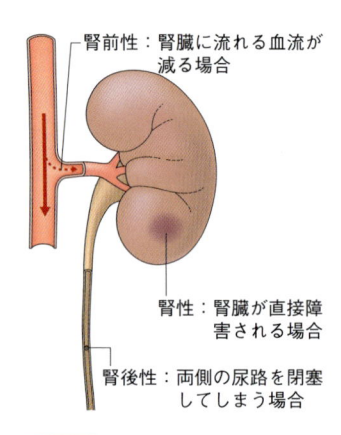

- 腎前性：腎臓に流れる血流が減る場合
- 腎性：腎臓が直接障害される場合
- 腎後性：両側の尿路を閉塞してしまう場合

図3 急性腎不全の分類

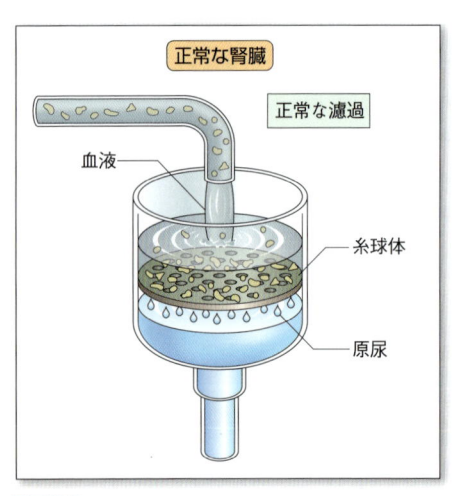

正常な腎臓 / 正常な濾過
- 血液
- 糸球体
- 原尿

腎不全
- 目が詰まることで濾過機能が低下
- 老廃物と水分が溜まっている

図1 腎不全のイメージ

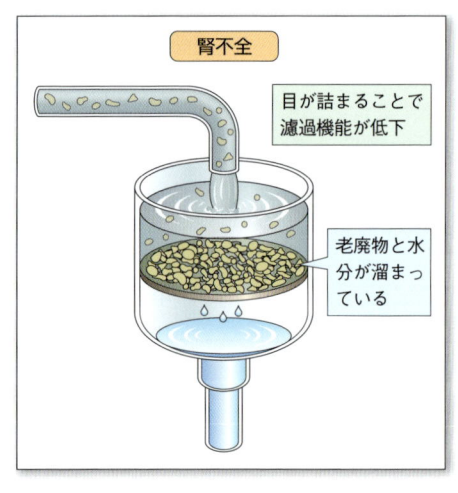

急性腎不全：急速に腎機能が悪化 ⇔ 慢性腎不全：自覚症状がないままゆっくりと腎機能が悪化

経過：治療により腎機能回復の可能性あり ／ 経過：腎機能の回復は望めない

図2 急性腎不全と慢性腎不全

ここでは腎不全の原因と症状，合併症について解説します．

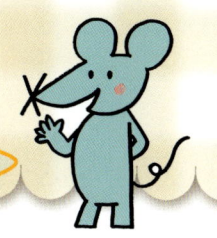

慢性腎不全

慢性腎不全は，数年以上の経過でゆっくりと腎機能が低下するものをいいます．本節では急性腎不全と対比させるために慢性腎不全というよび名で説明しますが，「腎不全の病期と症状」の項でCKDの疾患概念を含めて改めて説明します．慢性腎不全は急性腎不全と異なり，基本的には腎機能の改善は望めません．

結果として行われる透析療法導入の主要な原因疾患としては，糖尿病腎症，慢性糸球体腎炎，腎硬化症があげられます（**図4**）．

糖尿病性腎症

糖尿病性腎症は，糖尿病網膜症，糖尿病性神経障害と並ぶ糖尿病の三大合併症の1つです．発症早期から多くのタンパク尿を認め，最終的に末期腎不全にいたる場合が多いです．

1998年以降わが国の透析導入原因疾患第1位であり，糖尿病人口の増加に伴い糖尿病性腎症も年々増加傾向でしたが，最近は横ばいで推移しています．

慢性糸球体腎炎

慢性糸球体腎炎は腎臓のうち糸球体を中心に炎症が生じたもので，IgA腎症や膜性腎症などさまざまな疾患の総称です．透析導入原因疾患の第2位ですが年々減少傾向です．

腎硬化症

腎硬化症は，長期間高血圧にかかっている人に起きる合併症で，腎臓の動脈硬化が進むことで生じます．タンパク尿は比較的多くありません．現在は透析導入原因疾患の第3位ですが，高齢化に伴い年々増加傾向にあります．

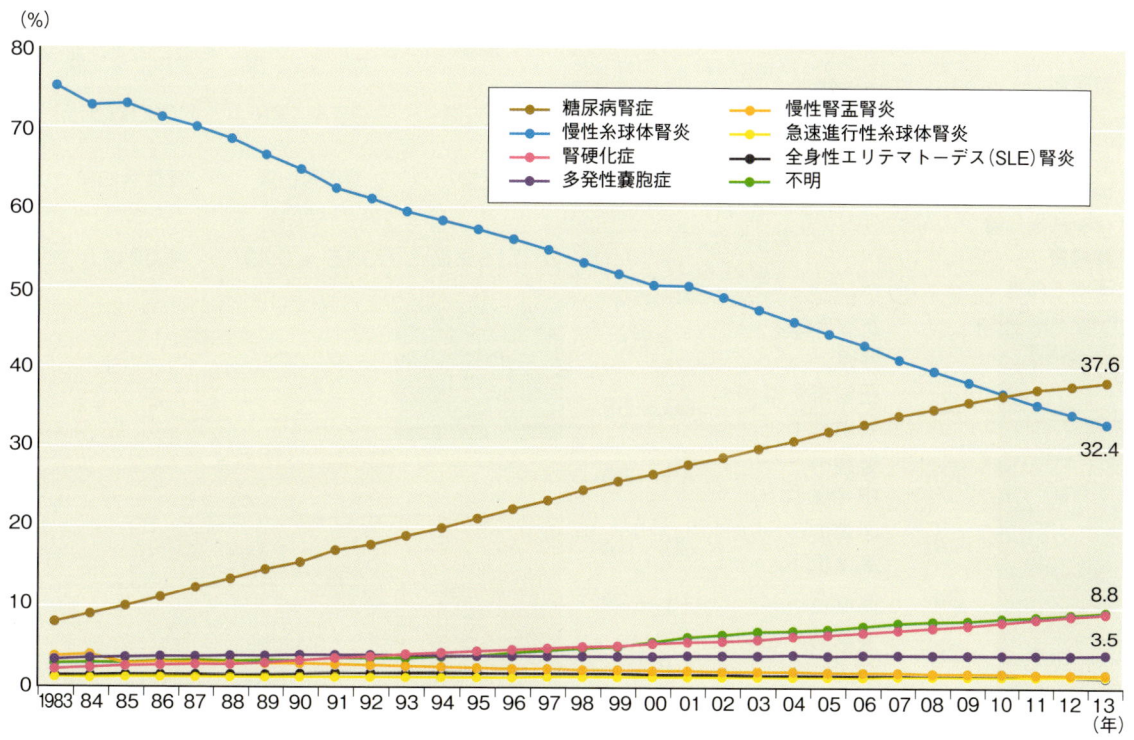

〔日本透析医学会「図説 わが国の慢性透析療法の現況（2013年12月31日現在）」2013年末の慢性透析患者に関する基礎集計〕

図4 透析治療を導入した人に占める原疾患の割合の変化

腎不全の病期と症状

　前項で述べたように慢性腎不全の原因はさまざまですが，腎不全が進行する経過や臨床症状には共通部分が多くあります．そして，慢性腎不全の早期発見・早期治療により進行を遅らせることを目指して，2002年に米国で，慢性腎不全に代わり慢性腎臓病（CKD：chronic kidney disease）という疾患概念が提唱されました．

CKD重症度分類

　日本では，日本腎臓学会が2009年にCKD重症度分類を発表し，2012年に改訂されました（**表1**）．CKDは，①各種検査（尿，血液，画像検査など）で腎障害があること，②糸球体濾過量（GFR：glomerular filtration rate）が60mL/分/1.73m²未満であること，のうちいずれかまたは両方が3か月以上持続するものと定義されます（**表2**）．重症度は原因疾患，尿タンパク量，GFRで決まります．

表2 CKDの定義

①尿異常，画像診断，血液，病理で腎障害の存在が明らか，特に0.15g/gCr以上の蛋白尿（30mg/gCr以上のアルブミン尿）の存在が重要

②GFR＜60mL/分/1.73m²

①，②のいずれか，または両方が3か月以上持続する

（日本腎臓学会編：CKD診療ガイド2012．p.1，東京医学社，2012）

表1 CKD重症度分類

原疾患	蛋白尿区分		A1	A2	A3
糖尿病	尿アルブミン定量（mg/日）尿アルブミン/Cr比（mg/gCr）		正常	微量アルブミン尿	顕性アルブミン尿
			30未満	30〜299	300以上
高血圧腎炎多発性嚢胞腎移植腎不明その他	尿蛋白定量（g/日）尿蛋白/Cr比（g/gCr）		正常	軽度蛋白尿	高度蛋白尿
			0.15未満	0.15〜0.49	0.50以上
GFR区分（mL/分/1.73m²）	G1	正常または高値	≧90		
	G2	正常または軽度低下	60〜89		
	G3a	軽度〜中等度低下	45〜59		
	G3b	中等度〜高度低下	30〜44		
	G4	高度低下	15〜29		
	G5	末期腎不全（ESKD）	＜15		

重症度は，原疾患・GFR区分・蛋白尿区分を合わせたステージにより評価する．CKDの重症度は死亡，末期腎不全，心血管死亡発症のリスクを緑のステージを基準に，黄，オレンジ，赤の順にステージが上昇するほどリスクは上昇する．（KDIGO CKD guideline 2012を日本人用に改変）

（日本腎臓学会編：CKD診療ガイド2012．p.3，東京医学社，2012）

ここではCKDの定義，腎不全の病期と症状を重症度分類をもとに解説します．

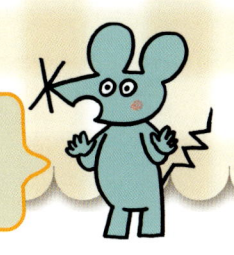

表1の緑色から黄色，オレンジ色，赤色となるにつれて，死亡や透析療法にいたる危険性が高いとされます．また，CKD患者では腎臓以外にも全身の動脈硬化が進行しており，心血管イベント（狭心症，心筋梗塞，脳卒中など）を起こす危険性が高いということも大切です．

腎不全は，ある程度進行しないと基本的には無症状で，CKD G3でもほとんど自覚症状はありません．CKD G4になると，高血圧や浮腫が目立つようになります．

また，腎臓は電解質の調整やエリスロポエチンという赤血球を作るホルモンを分泌する場所でもあるので，高K血症，低Ca血症，高P血症といった電解質異常や腎性貧血を認めます．CKD G5の末期腎不全になり尿量が極端に低下すると，本来であれば尿中に排泄される物質が体内にたまり，尿毒症症状とよばれる多彩な症状が起こります（**図1**）．

たとえば，中枢神経症状（不眠，頭痛，意識障害，痙攣など），末梢神経症状（四肢のしびれなど），呼吸循環器症状（呼吸困難，息切れ，不整脈，高血圧など），消化器症状（食欲不振，悪心・嘔吐，腹痛，下痢など），皮膚症状瘙痒感，皮下出血，色素沈着など），免疫力低下などがあります．

また，体液量が増加するため，血液を送り出すポンプの役割を果たす心臓に負担がかかり，心不全を引き起こします．電解質異常や貧血もさらに高度になります．これらの症状が，食事療法や薬物療法だけではコントロールがむずかしいときに，透析療法を導入します．

とくに，薬物療法で改善しない心不全や中枢神経症状は致死的ですので，緊急に透析療法が必要です．

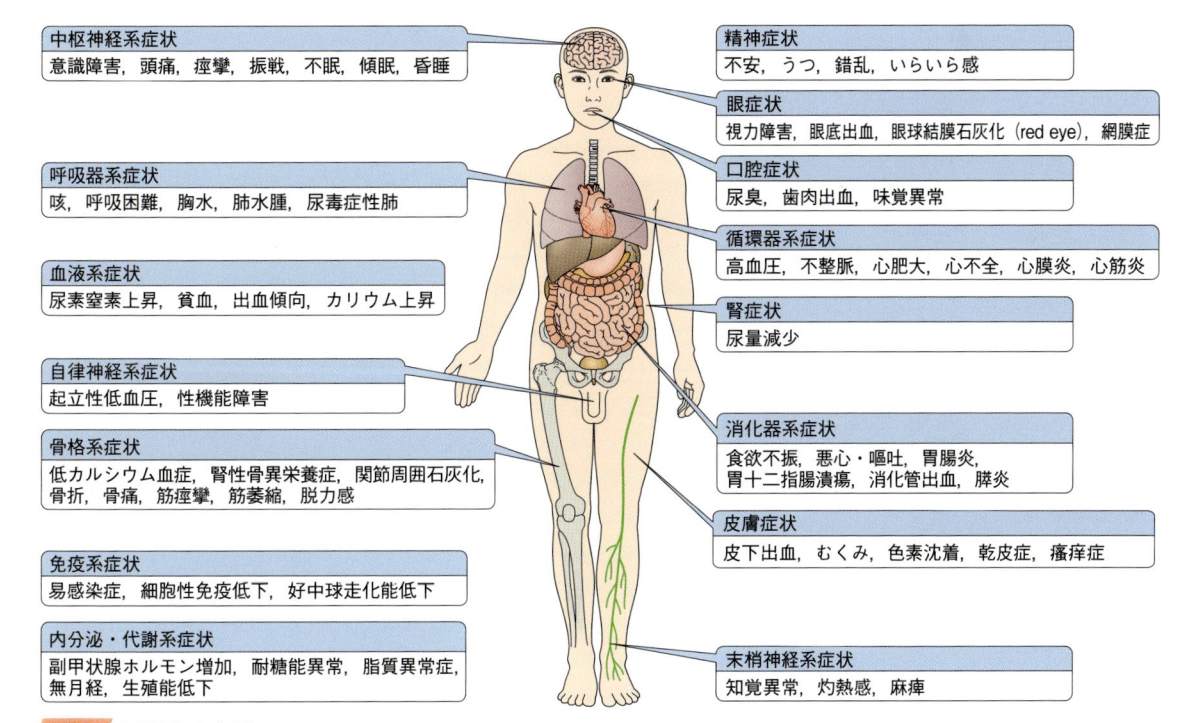

中枢神経系症状
意識障害，頭痛，痙攣，振戦，不眠，傾眠，昏睡

精神症状
不安，うつ，錯乱，いらいら感

眼症状
視力障害，眼底出血，眼球結膜石灰化（red eye），網膜症

呼吸器系症状
咳，呼吸困難，胸水，肺水腫，尿毒症性肺

口腔症状
尿臭，歯肉出血，味覚異常

循環器系症状
高血圧，不整脈，心肥大，心不全，心膜炎，心筋炎

血液系症状
尿素窒素上昇，貧血，出血傾向，カリウム上昇

腎症状
尿量減少

自律神経系症状
起立性低血圧，性機能障害

骨格系症状
低カルシウム血症，腎性骨異栄養症，関節周囲石灰化，骨折，骨痛，筋痙攣，筋萎縮，脱力感

消化器系症状
食欲不振，悪心・嘔吐，胃腸炎，胃十二指腸潰瘍，消化管出血，膵炎

皮膚症状
皮下出血，むくみ，色素沈着，乾皮症，瘙痒症

免疫系症状
易感染症，細胞性免疫低下，好中球走化能低下

内分泌・代謝系症状
副甲状腺ホルモン増加，耐糖能異常，脂質異常症，無月経，生殖能低下

末梢神経系症状
知覚異常，灼熱感，麻痺

図1 尿毒症の症状

3 透析療法の原理と適応

透析療法とは

　透析療法とは，腎臓の働きが低下してしまった場合（「腎不全」となった場合）に，腎臓に代わって血液の浄化を行う治療です．基本的にはなんらかの「透析膜」をはさんで「血液」と「透析液」を接することで，血液から①「尿毒素」とよばれる体内にたまった代謝産物や毒素を取り除き，また，②電解質や酸塩基平衡の異常を調整します．膜をはさんだ圧力の差を作ることで，③体内にたまった水分を取り除きます．透析療法は腎臓の機能を代わりに行うのみで，腎不全自体を治す（失われた腎臓の機能を取り戻す）治療ではありません．

　そのため，急性腎不全から回復するなどの一部の場合を除けば，その後一生続ける必要があります．

表1 血液透析と腹膜透析の比較

		血液透析	腹膜透析
透析回数		2～3回/週	3～5回/日
透析時間		4～5時間/回	6～8時間/回あるいは24時間持続
体液量・体液組成の変動		大きい	少ない
循環動態への影響		大きい	小さい
不均衡症候群		起こりやすい	起こりにくい
透析効率		腹膜透析より良い	－
残腎機能への影響		腹膜透析より短い	比較的維持される
抗凝固療法		必要	不要
生活の制約	透析場所	透析施設	自宅・職場
	通院	3回/週	1～2回/月
	食事制限	やや厳しい	比較的緩やか，とくにカリウム
	行動	透析時間以外は自由	液交換時以外は自由
	旅行	旅行先施設に事前に連絡	液バッグを旅行先に配送
	運動制限	バスキュラーアクセスに影響する運動	腹圧のかかる運動，水泳
	入浴	透析日は要注意	出口部保護が必要
	妊娠，出産	困難を伴う	困難を伴う
感染に対する注意		必要（とくにバスキュラーアクセス肢）	必要（とくに腹膜炎）
穿刺痛		あり	なし
設備		機械・施設が必要	簡単な器具のみ
手術		内バスキュラーアクセスの作製	カテーテルの留置
継続可能時間		半永久的	7～8年
社会復帰率		やや低い	やや高い

（鈴木正司監：透析療法マニュアル改訂第6版．p121，日本メディカルセンター，2006を改変）

ここでは透析療法の種類（血液透析と腹膜透析）について解説します．

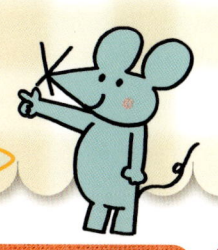

✖ 透析療法の種類（血液透析と腹膜透析）

透析療法は大きく分けて，血液透析と腹膜透析の2つがあります．日本においては，97％と大部分が血液透析です．血液透析と腹膜透析の比較を**表1**（12頁）にまとめて示します．

血液透析

血液透析（**図1**）は，血液を体外に取り出し，血液浄化器に通し浄化した上で，体内に戻します．血液浄化器の中のダイアライザーとよばれる人工の透析膜をはさみ，血液と透析液が接触し血液浄化を行います．また透析液側の圧力を血液側よりも低くする（陰圧をかける）ことで水分の除去を行います．

血液透析は一般的に週3回，1回に4～5時間程度，医療機関へ通院することが必要となり，時間的に拘束される治療となります．ただし，各種の手技（血管の穿刺，機械操作，止血など）は医療機関において医療従事者が行うため，患者さん本人の覚えるべき手技は比較的少なくなります．

腹膜透析

腹膜透析（**図2**）は，人間に元より備わっている腹膜を透析膜として用います．体外と腹腔内をつなぐカテーテルを留置し，体外から腹腔内へ透析液を注入し，腹膜を介して腹膜下の毛細血管と透析液が接触し血液浄化を行います．また透析液内に高濃度ブドウ糖などを入れることで高浸透圧とし余分な水分の除去を行います．

腹膜透析では医療機関への通院頻度は月1回程度と少なく，時間的拘束は少なく，仕事を継続している患者さんなどにおいて，とくに考慮すべき治療です．ただし，1日4～5回ある透析液の交換操作をすべて自分で行う必要があり，患者さん本人の覚えるべき手技は多く，さらに清潔操作が必要とされます．腹腔内に注入する透析液をストックする場所や，透析液の交換操作を行う場所の確保も必要となるというデメリットがあります．

なお，腹膜透析は時間経過とともに腹膜が劣化するため，7～8年間継続した後は血液透析に移行することとなります．

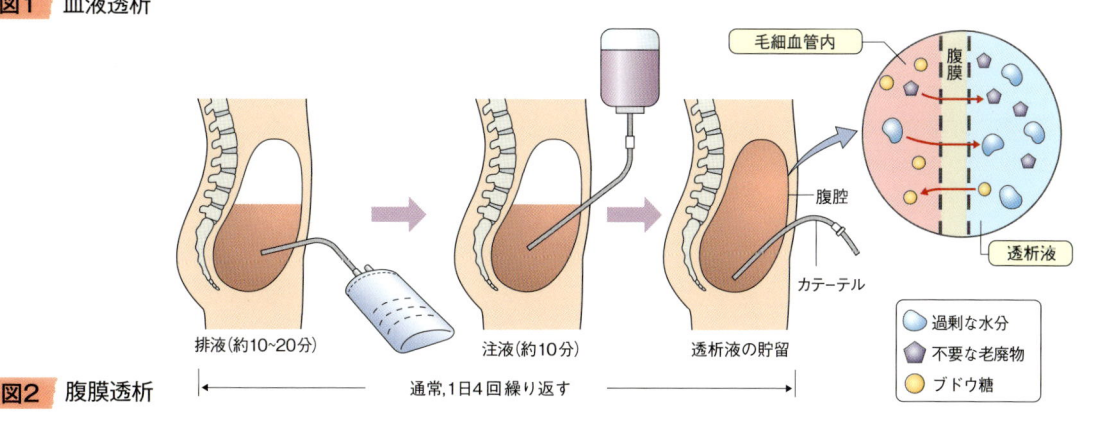

図1 血液透析

図2 腹膜透析

透析療法の原理

原理

透析療法は，基本的にはなんらかの「透析膜」をはさんで「血液」と「透析液」を接することで，血液から，①尿毒素を取り除き，②電解質や酸塩基平衡を調整し，また膜をはさんだ圧力の差を作ることで，③体内にたまった水分を取り除く治療です．

血液透析においてのダイアライザー，腹膜透析においての腹膜が上記の文章での「透析膜」にあたります．透析を理解するうえでは，膜をはさんだ物質の移動を理解することが，非常に重要となります．

半透膜

何も通さない膜では毒素や水分を取り除くことができません．透析で用いる「膜」とは「半透膜」とよばれるものです．「半透膜」は，小さな一定の大きさの穴があいており，その穴よりも小さい物質や，水などの溶媒のみ通します（図1）．

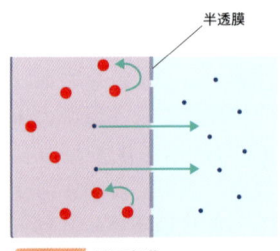

浸透圧

「半透膜」越しに2種類の液体が接すると，2種類の濃度を等しくするように溶媒（水）が移動します．この溶媒（水）が移動することを「浸透」とよび，浸透するときに生じる圧力を「浸透圧」とよびます（図2）．

拡散と透析

また，溶媒の中に溶けている溶質（生理食塩水の中の塩分など）の濃度にむらがある場合，濃度が均一になるように溶質が移動することを「拡散」とよびますが，その溶質が半透膜の穴よりも小さく，半透膜越しに溶質が移動した場合には「透析」とよびます（図3, 4）．

濾過

溶質が半透膜より大きい場合，その膜を濾紙として使い，なんらかの圧力を用いて液体と溶質を分離することを「濾過」といいます（図5）．濾過される固体粒子が非常に小さな粒子（分子レベル）である場合，通常の濾過を越えた濾過という意味で「限外濾過」といいます．

これらの現象は自然に起こることですが，その逆の現象を人為的な力により起こすことができます．浸透圧よりも強い力を人為的にかけて濃度の濃い溶液から薄い溶液へ溶媒を移動させることを「逆浸透」，半透膜より大きい粒子がある側（浸透圧が高い側）へ溶媒を移動させることを「逆濾過」といいます．

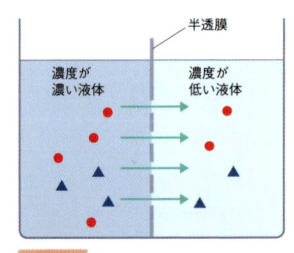

図1 半透膜
孔より大きな物質は通過できず，小さい物質は通過できる．

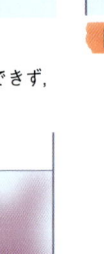

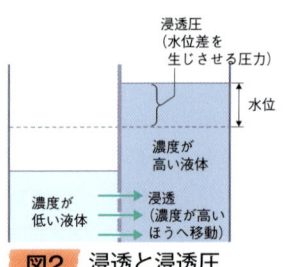

図2 浸透と浸透圧

図3 拡散
濃度の濃い部分から薄い部分へ拡散

図4 透析
尿素窒素（BUN），Na，Cr，Kなどの血中で濃度の高い物質が濃度の均等比をはかるため透析液に移動する

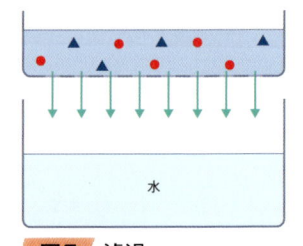

図5 濾過
固体と液体を分離する

ここでは透析療法の原理と種類について解説します．

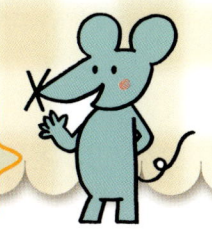

種類

透析療法(HD：hemodialysis,「透析療法の種類」の図1参照)

透析療法にもいくつかの種類があります．それぞれについて説明をします．

血液透析(HD：hemodialysis,「透析療法の種類」の図1参照，13頁)は，ダイアライザーという半透膜を介して血液と透析液を接触させます．腎不全で体内に貯留する尿毒素・カリウム・リンといったものは，透析液の中には少ししか含まれておらず，血液から透析液へと透析されます．重炭酸イオンは血液中で減少しており，透析液に多く含ませることで，透析液から血液へ透析され補給されます．過剰な水分は，透析液側の圧力を血液側の圧力よりも低くすることで濾過します．

血液濾過(HF：hemofiltration, 図6)

ヘモフィルターという半透膜で血液を濾過します．血漿成分の一部が濾過液(排液)として除去でき，その中には血液中と同濃度の尿毒素が含まれます．濾過により失われる体液は，置換液というリンゲル液に近い組成の電解質液で補充します．小分子量物質の除去率は血液透析に比べ低いですが，中分子量以上の除去率は高いです．

イーカム(ECUM：extracorporeal ultrafiltration method, 図7)

血液濾過と同様の器材で濾過のみを行い，置換は行いません．溶質除去を行わずに体液除去を行うため，循環動態の変調はきたしにくくなります．

血液透析濾過(HDF：hemodiafiltration, 図8)

血液透析と同様の器材に，血液濾過と同様の補液回路をつけることで，血液透析を行いつつ，ダイアライザーでの限外濾過を多く行い，その分の置換を行うものです．血液透析の小分子量物質の除去能に加え，血液濾過の中分子量物質の除去能を兼ね備えられます．古典的には置換として血液濾過と同様の補充液を用いますが(off-line HDF)，それに対しon-line HDFでは透析液を清浄化し置換として用います．

腹膜透析(PD：peritoneal dialysis,「透析療法の種類」の図2参照)

腹腔内の腹膜を半透膜として用いて，腹腔内に透析液を注排液することを繰り返すことで，尿毒素や電解質の透析を行い，また腹腔内に注入する透析液の浸透圧を高くすることで水を浸透・濾過し，体内の余分な水分の除去を行います．

第1章 透析療法の基礎知識

補液量－濾液量＝除水量

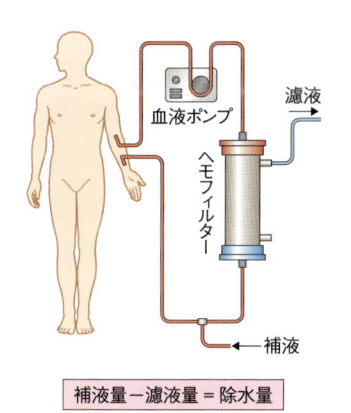

図6 血液濾過

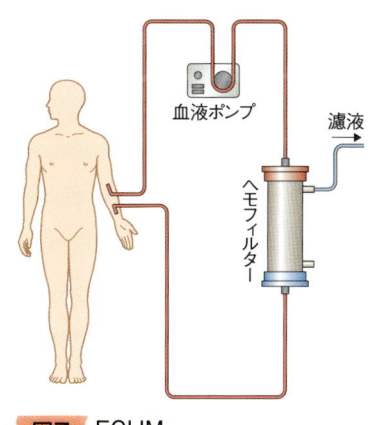

図7 ECUM

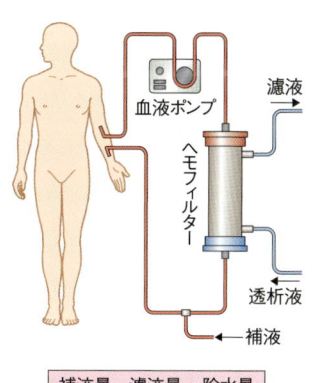

補液量－濾液量＝除水量

図8 血液透析濾過

透析療法導入の適応

慢性腎不全

　慢性腎不全に対して透析療法を開始する基準として，1992年に厚生省班会議で発表された「わが国の透析導入基準：厚生省班会議の基準」(**表1**) というものがあります．腎機能を反映するクレアチニン値，臨床症状，日常生活能の障害の3項目の合計点数を計算し，60点以上となった場合に長期透析療法への導入適応とします．臨床症状として記載されているものは「尿毒症症状」とよばれるものです．

　2009年に出された『日本透析医学会腹膜透析ガイドライン』では，推算糸球体濾過量（eGFR：estimated glomerular filtration ratio）＜15mL/分/1.73m^{2}で，治療に抵抗性の腎不全症状が出現した場合に透析導入を考慮し，eGFR＜6mL/分/1.73m^{2}の場合は透析導入を推奨すると記載されています．

　eGFRで腎機能の評価を行いながら，またその検査結果のみでなく，臨床症状をよく観察し尿毒症症状を呈している場合には，透析療法への導入が必要と判断します．

急性腎不全

　急性腎不全に対し透析療法を行う際には，左記とはまた別の基準を用います（**表2,3**）．内科的治療を行っても高窒素血症，高カリウム血症，代謝性アシドーシス，肺水腫，消化器症状，神経症状などが出現した場合には透析療法を開始します．

　具体的には，乏尿や無尿の期間が3日以上，1日2kg以上の体重増加，カリウム値 6mEq/L以

日本人の推定糸球体濾過量(eGFR)計算式

eGFR（mL/分/1.73m^2）＝ 194 × Cr$^{-1.094}$ × 年齢$^{-0.287}$
（女性ではこれに0.739をかける，1.73m^{2}は体表面積補正）

表1　慢性腎不全透析療法適応基準(再掲)

1. 腎機能	血清クレアチニン（Cr）mg/dL（クレアチニン・クリアランス mL/分） 　8以上　　　　（10未満）　　　 30点 　5～8未満　（10～20未満）　 20点 　3～5未満　（20～30未満）　 10点
2. 臨床症状	①体液貯留（全身性浮腫，高度の低タンパク血症，肺水腫） ②体液異常（管理不能の電解質，酸塩基平衡異常） ③消化器症状（悪心・嘔吐，食欲不振，下痢など） ④循環器症状（重篤な高血圧，心不全，心包炎） ⑤神経症状（中枢，末梢神経障害，精神障害） ⑥血液異常（高度の貧血症状，出血傾向） ⑦視力障害（尿毒症性網膜症，糖尿病性網膜症） これら①～⑦の小項目のうち3項目以上のものを高度(30点)，2項目を中等度(20点)，1項目を軽度(10点)とする
3. 日常生活障害度	尿毒症状のため起床できないものを高度　　　　　　　　　30点 日常生活が著しく制限されるものを中等度　　　　　　　　20点 通勤・通学あるいは家庭内労働が困難となった場合を軽度　10点
1～3項目の合計点数が原則として，60点以上となったときに長期透析療法への導入適応とする	
注）年少者（10歳以下），高齢者（65歳以上），高度な全身性血管障害を合併する場合，全身状態が著しく障害された場合などはそれぞれ10点加算	

(厚生省科学研究「腎不全医療研究班」1991)

> ここでは透析療法導入の適応について解説します．

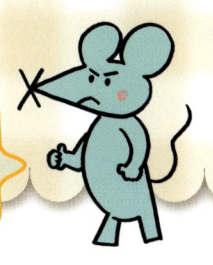

上，重炭酸イオン 15mmol/L 以下，クレアチニン 7mg/dL 以上，血中尿素窒素 80mg/dL 以上などが目安となります．

急性腎不全が手術後や外傷後に多臓器不全として発症した場合には，その後に各種抗菌薬などの薬剤投与により水分負荷が生じることを考慮して，症状や検査値以上が軽度であっても透析療法を開始する場合があります．

なお，緊急ですぐに透析を行うのは生命維持を脅かすような病態が存在する場合です．

すなわち，①溢水（肺水腫による酸素化低下），②高カリウム血症，③代謝性アシドーシスのいずれかが，内科的治療に抵抗して存在する場合には，緊急透析を行います．

医師・看護師・臨床工学技士など透析療法に必要な人員を招集し，準備ができ次第透析を行います．

表2 AKIN分類

ステージ	血清Cr基準	尿量基準
ステージ1	≧0.3 mg/dLの増加 or 1.5～2倍に増加	<0.5 mL/kg/時（6時間以上持続）
ステージ2	2～3倍	<0.5 mL/kg/時（12時間以上持続）
ステージ3	血清Cr≧3倍 or ≧4.0 mg/dLの増加で急激なCr 0.5 mg/dL上昇を伴う （腎代替療法患者はstage 3）	<0.3 mL/kg/時（24時間持続） or 無尿（12時間持続）

Cr；クレアチニン　　AKIは，48時間以内に判断する．ステージは7日で分類する．

〔Chertow GM, et al：Acute kidney injury, mortality,length of stay, and costs in hospitalized patients. J Am Soc Nephrol,16：3365-3370, 2005. 藤垣嘉秀：Ⅲ. 診断へのアプローチ 1. 診断基準（RIFLE, AKIN, KDIGO分類の概要），特集 急性腎障害：診断と治療の進歩，日本内科学会雑誌，103（5）:1061-1067, 2015〕

表3 KDIGO分類

ステージ	血清Cr基準	尿量基準
ステージ1	基礎値の1.5～1.9倍 or ≧0.3 mg/dLの増加	<0.5 mL/kg/時（6～12時間持続）
ステージ2	基礎値の2.0～2.9倍	<0.5 mL/kg/時（12時間以上持続）
ステージ3	基礎値の3倍 or ≧4.0 mg/dLの増加 or 腎代替療法開始 or 18歳未満の患者では，eGFR<35 mL/分/1.73 m²の低下	<0.3 mL/kg/時（24時間以上持続） or 無尿（12時間以上持続）

Cr；クレアチニン，eGFR；推算糸球体濾過量
AKIは，血清Cr値が≧0.3 mg/dl上昇は48時間以内に，基礎Crより≧1.5倍の増加は7日以内に判断する．

〔Kidney Disease：Improving Global Outcomes（KDIGO）Practice Guidline for Acute Kidney Injury. Kidney Int Suppl 2：1-138, 2012. 藤垣嘉秀：Ⅲ. 診断へのアプローチ 1. 診断基準（RIFLE, AKIN, KDIGO分類の概要），特集 急性腎障害：診断と治療の進歩，日本内科学会雑誌，103（5）:1061-1067, 2015〕

略語一覧

ACT：activated coagulation time（活性化凝固時間）
ADH：antidiuretic hormone（抗利尿ホルモン）
ADL：activities of daily living（日常生活動作）
AKI：acute kidney injury（急性腎傷害）
APD：auto-peritoneal dialysis（自動腹膜透析）
AVF：arteriovenous fistula（自己血管を用いたシャント）
AVG：arteriovenous graft（人工血管を用いたシャント）
CAPD：continuous ambulatory peritoneal dialysis（持続可動式腹膜透析）
CKD：chronic kidney disease（慢性腎臓病）
CKD-MBD：CKD-mineral and bone disorder（慢性腎臓病に伴う骨・ミネラル代謝異常）
COPD：chronic obstructive pulmonary disease（慢性閉塞性肺疾患）
DBI：digital branchial pressure index
ECUM：extracorporeal ultrafiltration method（体外限外濾過）
eGFR：estimated glomerular filtration rate（推算糸球体濾過量）
EPO：erythropoietin（エリスロポエチン）
EPS：encapsulating peritoneal sclerosis（被囊性腹膜硬化症）
ePTFE：expanded-polytetrafluoroethylene（合成ポリテトラフルオロエチレン）
ESA：erythropoiesis stimulating agent（赤血球造血刺激因子製剤）
GFR：glomerular filtration rate（糸球体濾過量）
hANP：human atrial natriuretic peptide（ヒト心房性ナトリウム利尿ペプチド）
HD：hemodialysis（血液透析）
HDF：hemodiafiltration（血液透析濾過）
HF：hemofiltration（血液濾過）
iPTH：immunoreactive parathyroid hormone（免疫反応性上皮小体ホルモン）
JSDT：Japanese Society for Dialysis Therapy（日本透析医学会）

K/DOQI：Kidney Disease Outcomes Quality Initiative
KDIGO：Kidney Disease Improving Global Outcome（国際腎臓病診療ガイドライン機構）
Kt/V（標準化透析量＜K：尿素クリアランス，t：透析時間，v：体内水分量＞）
MRSA：methcillin-resistant *Staphylococcus aureus*（メチシリン耐性黄色ブドウ球菌）
nPCR：nomalized protein catabolic rate（標準化タンパク質異化率）
PD：peritoneal dialysis（腹膜透析）
PEIT：percutaneous ethanol injection thrapy（副甲状腺エタノール注入療法）
PEP：polyolefin elastomer polyester（ポリオレフィン-エラストマー-ポリエステル）
PET：peritoneal eqilibtation test（腹膜平衡試験）
PTA：percutaneous transluminal angioplasty（経皮的血管形成術）
PTH：parathyroid hormone（副甲状腺ホルモン）
PTx：parathyroidectomy（副甲状腺摘出術）
PU：polyurethane（ポリウレタン）
RAA：renin-angiotensin-aldosterone（レニン-アンジオテンシン-アルドステロン）
rHuEPO：recombinant human erythropoietin（ヒトエリスロポエチン製剤）
RO：reverse osmosis（逆浸透）
TDM：therapeutic drug monitoring（薬物血中濃度モニタリング）
TSAT：tube slide agglutination test（試験管スライド凝集反応検査）
URR：urea reduction ratio（尿素除去率）
VA：vascular access（バスキュラーアクセス）
Vd：volume of distribution（分布容積）

第2章

透析療法の実際

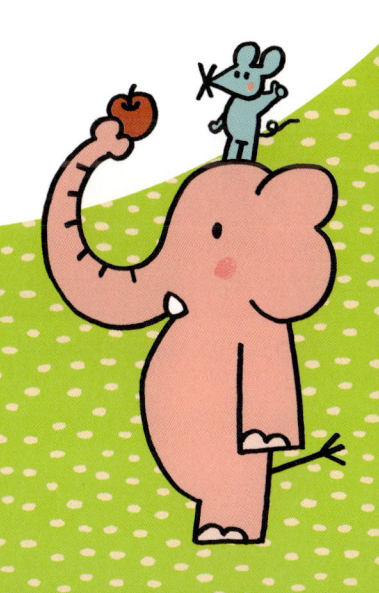

透析装置の構成と透析液
透析条件の設定
バスキュラーアクセス
血液透析
腹膜透析①：CAPD（持続可動式腹膜透析）
腹膜透析②：APD（自動腹膜透析）
透析患者のリハビリテーション
患者指導
社会資源の活用

1 透析装置の構成と透析液

★ 透析用患者監視装置

　患者監視装置は，透析液を使用してダイアライザーにより血液の浄化および除水が安全に施行されていることを監視する装置です．

　通常は透析機械室で作成された透析液の供給を受ける多人数用患者監視装置(**図1**)と，水処理装置から逆浸透(RO：reverse osmosis)水の供給を受けて，装置で透析液を希釈・混合する個人用患者監視装置(**図2**)とがあります．患者監視装置は安全に透析が行われるように常時監視しています(**図3, 4**)．

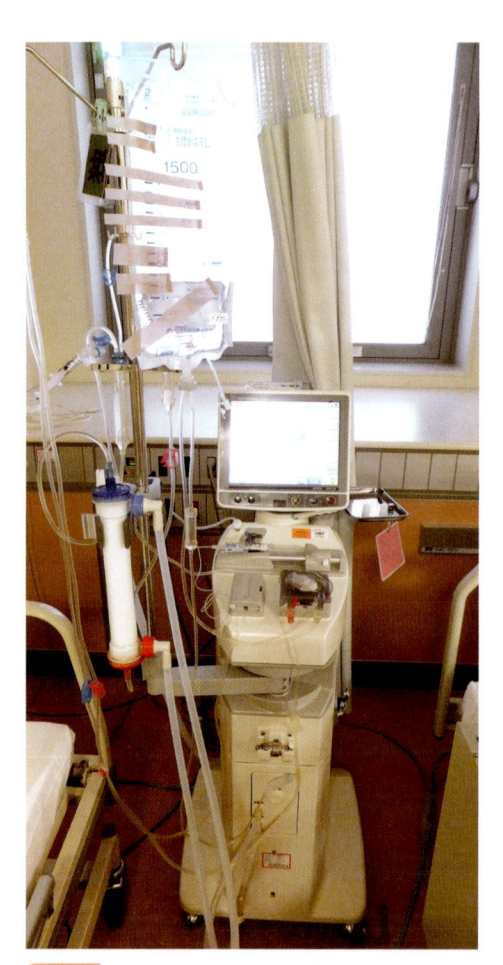

図1 多人数用患者監視装置

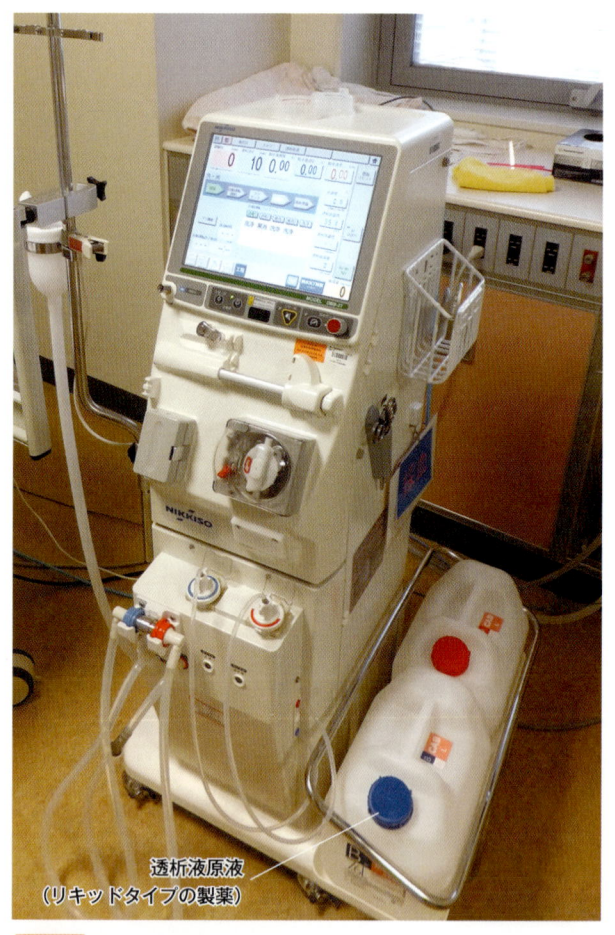

図2 個人用患者監視装置
（透析液原液（リキッドタイプの製薬））

個人用患者監視装置は大掛かりな装置を必要としないため，ICUや病棟など透析センター以外で透析ができるメリットがあります．

ここでは透析用患者監視装置について解説します．

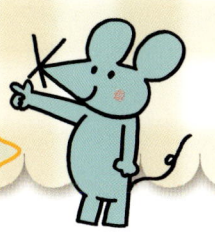

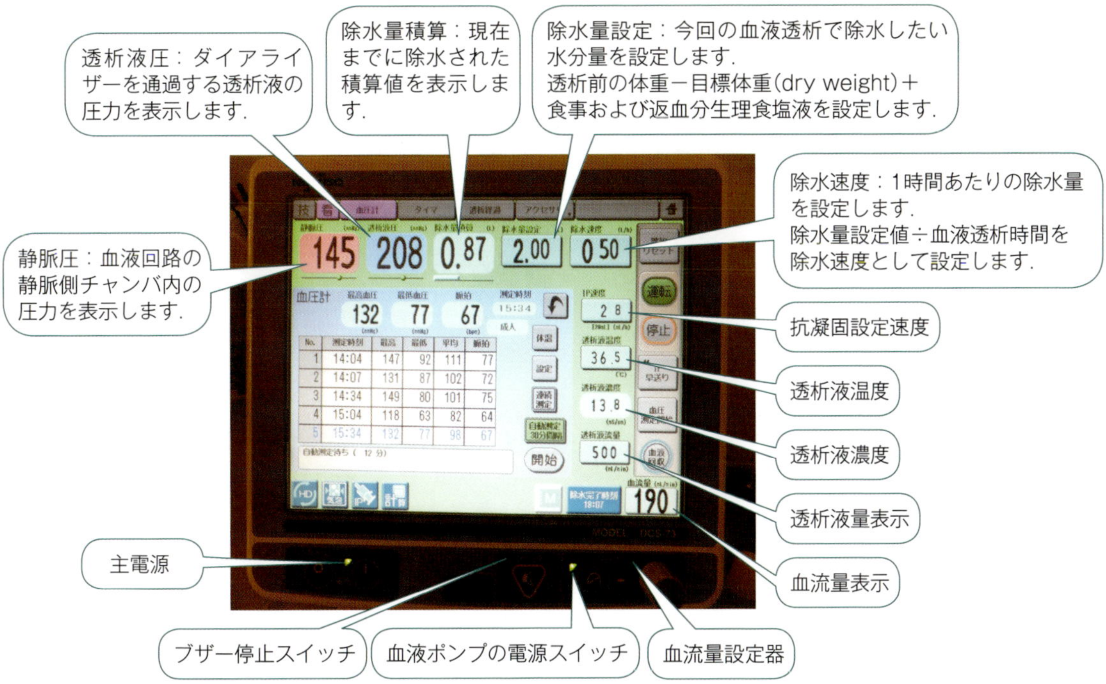

第2章 透析療法の実際

図3 患者監視装置のモニタ部

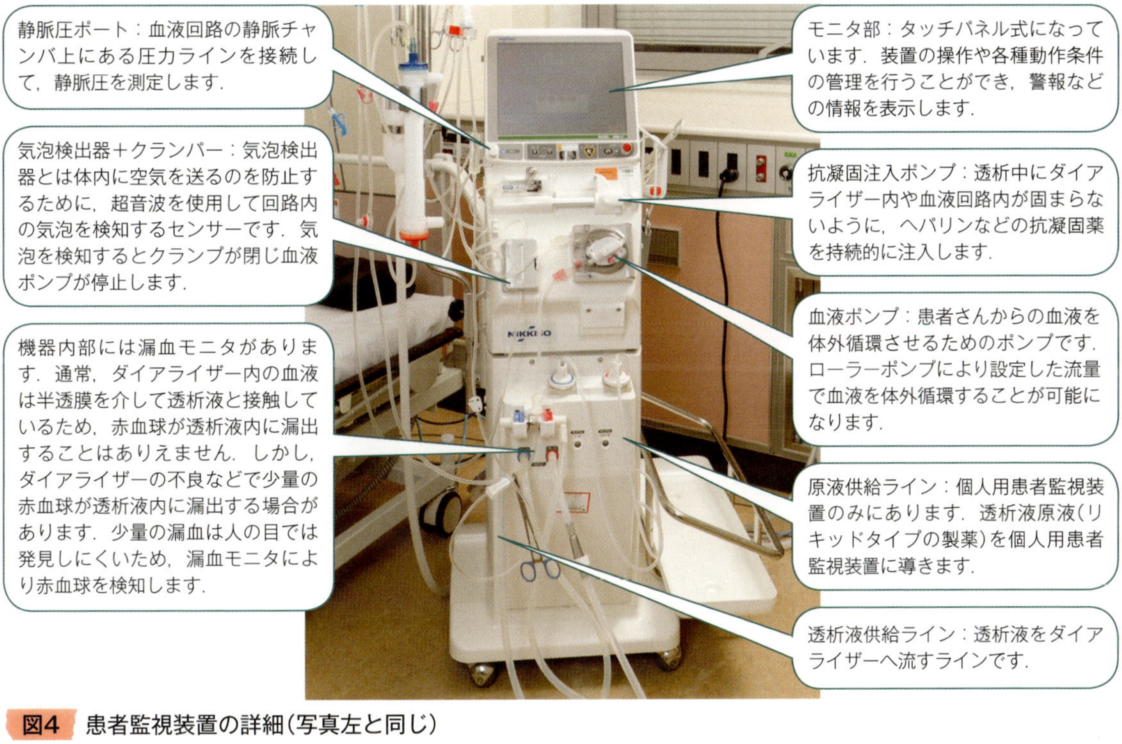

- 透析液圧：ダイアライザーを通過する透析液の圧力を表示します．
- 除水量積算：現在までに除水された積算値を表示します．
- 除水量設定：今回の血液透析で除水したい水分量を設定します．透析前の体重－目標体重（dry weight）＋食事および返血分生理食塩液を設定します．
- 除水速度：1時間あたりの除水量を設定します．除水量設定値÷血液透析時間を除水速度として設定します．
- 静脈圧：血液回路の静脈側チャンバ内の圧力を表示します．
- 抗凝固設定速度
- 透析液温度
- 透析液濃度
- 透析液量表示
- 血流量表示
- 主電源
- ブザー停止スイッチ
- 血液ポンプの電源スイッチ
- 血流量設定器

図4 患者監視装置の詳細（写真左と同じ）

- 静脈圧ポート：血液回路の静脈チャンバ上にある圧力ラインを接続して，静脈圧を測定します．
- 気泡検出器＋クランバー：気泡検出器とは体内に空気を送るのを防止するために，超音波を使用して回路内の気泡を検知するセンサーです．気泡を検知するとクランプが閉じ血液ポンプが停止します．
- 機器内部には漏血モニタがあります．通常，ダイアライザー内の血液は半透膜を介して透析液と接触しているため，赤血球が透析液内に漏出することはありえません．しかし，ダイアライザーの不良などで少量の赤血球が透析液内に漏出する場合があります．少量の漏血は人の目では発見しにくいため，漏血モニタにより赤血球を検知します．
- モニタ部：タッチパネル式になっています．装置の操作や各種動作条件の管理を行うことができ，警報などの情報を表示します．
- 抗凝固注入ポンプ：透析中にダイアライザー内や血液回路内が固まらないように，ヘパリンなどの抗凝固薬を持続的に注入します．
- 血液ポンプ：患者さんからの血液を体外循環させるためのポンプです．ローラーポンプにより設定した流量で血液を体外循環することが可能になります．
- 原液供給ライン：個人用患者監視装置のみにあります．透析液原液（リキッドタイプの製薬）を個人用患者監視装置に導きます．
- 透析液供給ライン：透析液をダイアライザーへ流すラインです．

透析液

透析液の作成

透析液は，半透膜を介して血液中の物質を交換するのに必要な薬液で，1回4〜5時間の血液透析につき100L以上必要とします．その多量に使用する透析液が清潔でない場合，体内に不純物が蓄積され，発熱やしびれなどを伴う長期合併症（透析アミロイドーシス，手根管症候群など）を発症させる原因となることがあります．

透析液は濃縮した原液薬液と水道水から作りますが，合併症を抑えるため透析液を作成するのに必要な水はとてもきれいでなければなりません．このきれいな水は，水道水から精製され，最終的には逆浸透（RO：reverse osmosis）水となります．

RO水は，逆浸透濾過を利用して精製します．溶質濃度の高い水と低い水とを半透膜で仕切ると，浸透圧（水自体がもっている濃度）の差によって溶媒（水）は濃度の低いほうから高いほうへ移動します（**図1**）．

逆に濃度の高いほうに浸透圧差を超える圧力をかけることによって，溶媒だけが濃度の低いほうに移動します．この現象を逆浸透といいます（**図2**）．

実際には水道水から逆浸透圧装置へ導かれる過程には，**図3**上部のように各種フィルタを経て，最後に超微細孔フィルタである逆浸透膜（RO膜）で濾してRO水は作成されています．このシステム全体を一般に水処理装置といいます．

水処理装置で作成された精製水（RO水）は，不純物や有害物質がほとんど含まれていません．

図3は，原水（水道水）から配管を通り各ベッドの患者監視装置に送られる概要を示しています．

透析液は電解質溶剤（A剤）および炭酸水素ナトリウム溶剤（B剤），RO水の3種類を混合して作成しています．A剤とB剤は，それぞれの粉末または水溶液の状態の製品があります．これは多人数用透析液供給装置において希釈混合され，混合比率はA原液：B原液：RO水＝1：1.26：32.74となっています．

適正な濃度に混合・希釈された透析液は，適温に温められて温度・濃度を確認したあと，ベッドサイドの各患者監視装置へ送液されます．

現在，一般に使用されている透析液の濃度を**表1**に示します．

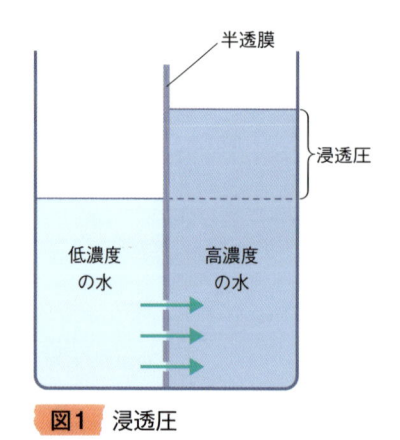

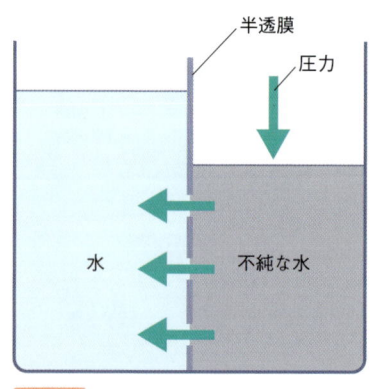

図1 浸透圧

図2 逆浸透圧

ここでは透析液の作成，組成，濃度，水質基準について解説します．

図3 透析液作成工程

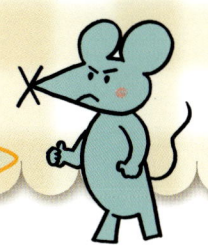

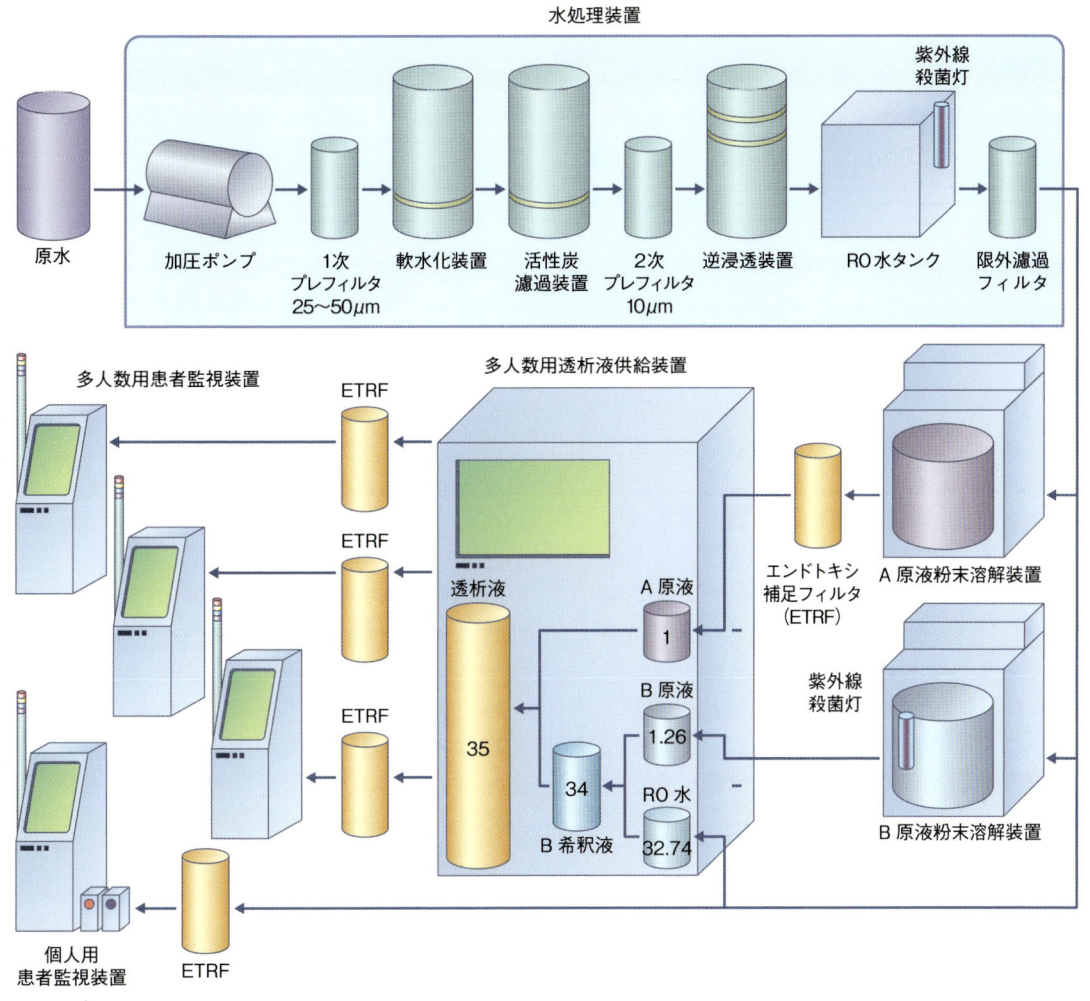

表1 A剤B剤混合希釈調整後の電解質濃度

	電解質濃度（mEq/L）						ブドウ糖（mg/dL）
	Na^+	K^+	Ca^{2+}	Mg^{2+}	Cl^-	HCO_3^-	$C_6H_{12}O_6$
A原液	105	2.0	2.5〜3.5	1.0〜1.5	110		100〜150
B原液	35					25.0〜35.0	
A＋B＋RO水	140	2.0	2.5〜3.5	1.0〜1.5	110	25.0〜35.0	100〜150

表2 透析液製剤

Na	K	Ca	Mg	Cl	重炭酸	ブドウ糖
140.0 mEq/L	2.0 mEq/L	2.5～3.0 mEq/L	1.0～1.5 mEq/L	110.0 mEq/L	25.0～35.0 mEq/L	100～150 mg/dL

透析液の組成

透析液の組成は，血液から除去または補充する物質の濃度によって決められています（**表2**）．

Na（140.0 mEq/L）

人体の組織内外の体液，細胞の浸透圧を一定に保つ働きがあります．

血液透析治療が開始された当初は，ダイアライザーの性能や患者監視装置の機能が乏しかったため，血液と透析液との浸透圧差によって除水を行う目的で130.0mEq/L程度の低い濃度に設定されていました．現在では不均衡症候群の原因となるため，生理的濃度である140.0 mEq/Lまで高められました．

透析液のNa濃度は透析中の血圧変動に大きく影響します．これを利用して血圧低下予防のためにあらかじめNa濃度を高めにして行う透析方法もあります（高ナトリウム透析）．

K（2.0 mEq/L）

約80％が腎臓で排泄されるため，血液透析患者は血中カリウム濃度が高くなりがちです．

食事摂取ができる患者さんは，高カリウム血症の注意が必要で，高カリウム血症を生じると，手足のしびれ，脱力感などがあり，心停止から突然死の原因にもなりえます．

食事摂取の少ない患者は，透析後の低カリウム血症の注意が必要で，不整脈の要因となります．

カリウムを除去しますが低すぎてもいけないため，主に2.0mEq/Lに調整されています．

Ca（2.5～3.0 mEq/L）

血液透析患者はビタミンDが活性化されないため，腸からのカルシウム吸収がなされません．すると，血中カルシウム濃度が少なくなり，二次性副甲状腺機能亢進症や腎性骨異栄養症，異所性石灰化など生命予後を著しく損なう疾患を発症してしまいます．

血中カルシウム濃度が低下傾向であるため透析液中のカルシウム濃度は3.0～3.5 mEq/Lと高くする必要がありました．しかし，近年は活性型ビタミンD製剤や炭酸カルシウム（リン吸着剤）が使われるようになり，動脈の石灰化や高カルシウム血症をきたす患者さんが増加してきたので，現在は2.5～3.0 mEq/Lが主流となっています．

Mg（1.0～1.5 mEq/L）

血液透析患者は腎臓からのマグネシウム排泄ができないため，蓄積されてしまいます．

筋力低下や徐脈性不整脈などの高マグネシウム血症を発症する恐れがあるので，積極的な除去が必要です．しかし，血液透析により除去され過ぎて欠乏すると，意識障害や致死性不整脈などの影響があるため，1.0～1.5 mEq/Lが主流となっています．

Cl（110.0 mEq/L）

陰イオンとして細胞外液の約60％を占めています．血中ではナトリウムやカリウムと同様に，血漿浸透圧の維持や酸塩基平衡の調節に不可欠です．透析液中は，血中濃度と同じかやや高めに設定してあります．

重炭酸（25.0～35.0 mEq/L）

透析患者では老廃物の蓄積などで血中に酸性物質がたまり，血液のpHが酸性に傾きます．これを代謝性アシドーシスといいます．体内環境が酸性に傾くことにより，タンパク異化亢進，骨代謝異常などの原因となります．酸性に傾いた体内環境を是正する目的でアルカリ化剤として重炭酸ナトリウムが用いられます．

ブドウ糖（100～150mg/dL）

ブドウ糖も浸透圧の維持に不可欠です．当初，浸透圧勾配による除水目的のため2,000mg/dL程度と高濃度に設定されていましたが，高濃度の

表3 低濃度透析液と高濃度透析液の症状の違い

低濃度透析液	血圧低下，溶血，頭痛，けいれん，意識障害など
高濃度透析液	血圧上昇，口渇，頭痛，けいれん，意識障害など

表4 透析液水質基準

	日本透析医学会		日本臨床工学技士会	
	細菌数（CFU/mL）	エンドトキシン（EU/mL）	細菌数（CFU/mL）	エンドトキシン（EU/mL）
透析用水	100未満	0.050未満	100未満	0.050未満
標準透析液	100未満	0.050未満	1未満	0.001未満（測定感度未満）
超純水透析液	0.1未満	0.001未満（測定感度未満）		
オンライン補充液	10^{-6}未満	0.001未満（測定感度未満）	日本薬局方の無菌試験に適合	

ブドウ糖は細菌の繁殖を招くことを理由に，含有していない透析液に切り替わりました．しかし，透析液に糖が入っていないと血中から糖分が失われ，血糖値を維持しようと体内で糖分解が起こります．糖分解が継続されると長期的にエネルギーを喪失させ，糖尿病患者の低血糖が頻発しました．

現在では，ダイアライザーの限外濾過性能向上によって比較的簡易に除水をコントロールできるようになったため，生理的濃度である100～150mg/dLが用いられています．

糖の添加により透析中の低血糖発作はほとんど見られなくなりました．しかし，インスリン療法を受けている糖尿病患者の場合は透析中に血液中の糖は除去されますが，インスリンは除去されないため糖濃度に対しインスリン濃度が高まり，透析後に低血糖発作を起こすことがあり注意が必要です．

☀ 透析液の濃度

透析液の濃度は，濃すぎても薄すぎてもよくありません．低濃度透析液と高濃度透析液の主な症状の違いについて**表3**にまとめました．

☀ 透析液の水質基準について

長期透析患者の重大な合併症の原因とされるβ_2-ミクログロブリン（β_2-MG）は，分子量：11,800の中分子量物質で，これを積極的に除去する目的からダイアライザーの孔は年々大孔径化して高性能化してきています．その半面，ダイアライザーの内部で逆濾過（透析液が血液側に流入する）が生じる内部濾過が促進されるため，透析液から血液へさまざまな生理活性物質（β_2-MGに比べ低分子量の物質）が流入しやすい危険性が高まりました．

透析液の水質清浄化を管理するためには，水処理装置・透析液溶解装置・透析液供給装置および関連する配管の洗浄や消毒，主要か所へのエンドトキシン捕捉フィルタの設置，また透析液中のエンドトキシン濃度や生菌数の測定など，多くの手間や費用が必要となります．

このため，透析液の清浄化について議論されるようになり，重要性が求められて，2010年4月には診療報酬改定に透析液水質確保加算が追加制定されました．

表4は，日本透析医学会と日本臨床工学技士会から示された透析液の清浄化基準です．

2 透析条件の設定

✿ 安全に透析療法を行うために

腎機能が低下し腎代替療法を行うにあたり，透析療法を安全に施行し，かつ全身状態を良好に保つことができる透析条件の設定が重要となります．

☀ ダイアライザーの選択

ダイアライザー

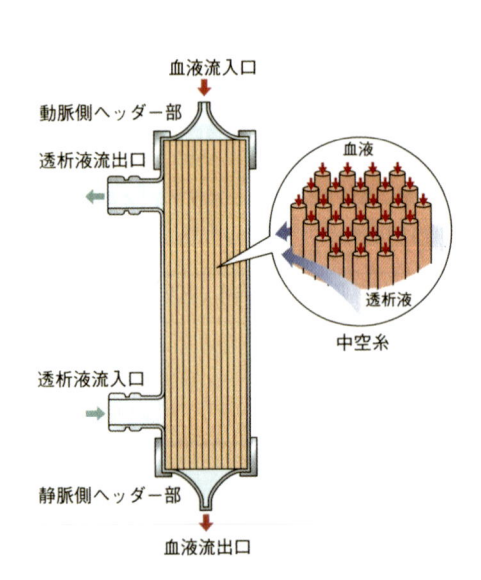

ダイアライザーとは，透析膜を介して患者の血液と透析液間で溶質，水分の移動を行う透析器です（**図1**）．形態としては，コイル型（コルフ型），積層型（キール型），ホローファイバー型（中空糸型）があり，現在は中空糸型が多く使用されています（**図2**）．

中空系型

中空糸型はストロー状の形態をしており，内径約200μm，長さ10〜30cmの中空糸が3,000〜15,000本集り，これらの中空糸2〜7cm程度の円筒状のハウジングに詰められています．この1本ずつのストロー状の線維の側面に，微細な穴が開いており，内腔に血液が，中空糸の中を血液が通り，その外側を透析液が反対向きに流れ，透析膜をはさんで物質交換が行われます．

血液浄化器の機能分類では，Ⅰ型，Ⅱ型，S型があり，透析アミロイドの原因物質であるβ_2ミクログロブリンのクリアランスの程度により分類され，S型は特別な機能をもつものとされています（**表1，2**）．

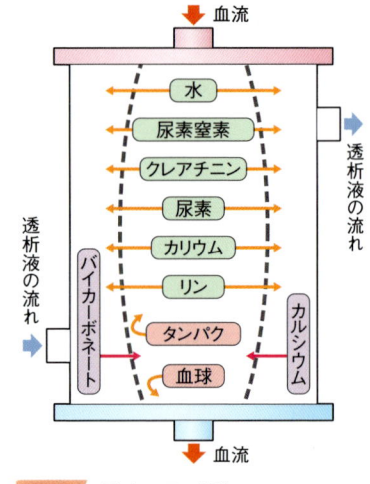

図1 ダイアライザー

図2 ダイアライザーの形態

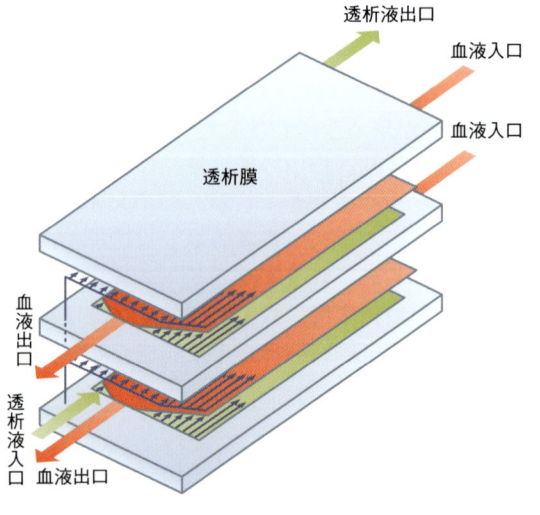

中空糸型ダイアライザー

積層型ダイアライザー

（太田和夫：透析療法とその周辺知識，第3版．p33, 35，南江堂，2001を改変）

ここでは安全に透析療法を行うための透析条件の設定について解説します．

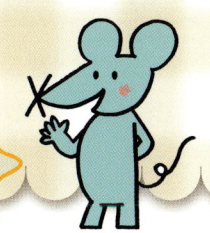

積層型

積層型は2枚の透析膜を指示板ではさんだものを何層にも重ねたものです．AN69膜による透析では，アンジオテンシン変換酵素阻害薬（ACE阻害薬：angiotensin converting enzyme inhibitor）内服中の患者ではアナフィラキシー様の副作用を起こす可能性があるため使用できません．

透析膜の材質としてはセルロース系膜と合成高分子系膜があり，セルロース系は生体適合性が一部劣りますが膜は安定しており，合成高分子膜は生体適合性に優れ低分子量物質の除去に優れている透析膜です．合成高分子膜の多くはハイパフォーマンス膜であり，セルロース系の膜の一部がこれに該当します（**表3**）．

透析導入期は不均衡症候群*を避けるため，低効率で膜面積の小さいもの（膜面積1.0m²前後）を選択しますが，徐々に膜面積を増大し，維持期には採血データや体格，合併症の有無に応じて透析膜の種類やサイズを選択します．

低栄養の患者さんではアルブミン漏出の少ない膜を選択したり，透析アミロイドーシスや皮膚瘙痒感の強く中・高分子物質の除去が必要な患者さんでは，ハイパフォーマンス膜の使用が望ましく，エチレンオキサイドガス過敏症の患者さんでは，ガンマ線や高圧蒸気滅菌のダイアライザーの使用が望ましいです．

用語解説

* 不均衡症候群
透析中から透析終了後12時間以内に起こる合併症で，嘔吐，頭痛などの症状を示します．

表2 2006年特定医用機材としてダイアライザー分類，β₂ミクログロブリンクリアランスによる保険上の分類

透析器	$β_2$ミクログロブリンクリアランス
Ⅰ型	＜10mL/分
Ⅱ型	≦10～＜30mL/分
Ⅲ型	≦30～＜50mL/分
Ⅳ型	≦50～＜70mL/分
Ⅴ型	≦70mL/分

（篠田俊雄ほか監：基礎からわかる透析療法パーフェクトガイド．p42，学研メディカル秀潤社，2011）

表1 透析器，透析濾過器，濾過器の分類

治療法	HD			HDF		HF
血液浄化器	Ⅰ型 血液透析器 スタンダード	Ⅱa型 血液透析器 ハイパフォーマンス	Ⅱb型 血液透析器 内部濾過促進型	Ⅲa型 血液透析器 少量置換型	Ⅲb型 血液透析器 大量置換型	Ⅳ型 血液濾過器
限外濾過率 （mL/mmHg/時）	3	10		20	30	30
尿素クリアランス （mL/分）	125	150		185	230	55
$β_2$ミクログロブリン クリアランス（mL/分）	0	10		40	80	35
水質基準	'04 JSDT 通常透析液 水質基準	内部濾過促進型血液透析透析液水質基準		濾過型人工腎臓用補充液または'04 JSDT大量液置換型血液透析濾過透析液水質基準		
適応疾患	アミノ酸，タンパク喪失が有害な病態	腎不全，とくに透析アミロイド症，その他のQOLを著しく低下させる病態		Ⅱ型に透析で改善しない透析アミロイド症，透析困難症，瘙痒，イライラ，末梢神経障害など		

（川西秀樹ほか：新たな透析液水質基準と血液浄化器の機能評価．透析会誌，38(2)：152，2005を抜粋して作成）

表3 代表的なダイアライザーの材質と特徴

材質（略称）		特徴	代表的なダイアライザー	メーカー
セルロース系膜	再生セルロース（RC）	小分子量物質の除去は優れるが、低分子量タンパクの除去に劣る。生体適合性に劣る	—	—
	表面改質セルロース（MRC）	再生セルロース膜の生体適合性を改善するために膜表面の改質が施されている	AM-BC-F, AM-PC	旭化成クラレメディカル
	セルロースアセテート（CA, CDA, CTA）	再生セルロース膜の生体適合性を改善するために水酸基をアセチル基に置換。CTAでは低分子量タンパクの除去能も良好	CA；FB-A・M CTA；FB-FH・Uβ・UH・F・U・P・E・G・EG	ニプロ
合成高分子膜系	ポリアクリロニトリル（PAN）	生体適合性に優れる。ACE阻害薬内服患者には禁忌	PAN-SF・DX H12	旭化成クラレメディカル ガンブロ
	ポリメチルメタクリレート（PMMA）	生体適合性、β_2ミクログロブリン除去能に優れる。サイトカイン吸収特性がある	B1-H, B3, BK-U・P・F, BG-U・PQ	東レ・メディカル
	エチレンビニルアルコール共重合体（EVAL）	抗血栓性、生体適合性、広範囲の物質除去能に優れる	kf-m, KF-C, EV-CH, KF	川澄化学
	ポリスルホン（PSF）	最も多用されている。広範囲の物質除去、生体適合性に優れる。エンドトキシンカットフィルタとして用いられている	APS-E・EX・SA・S・MD・UA, VPS-HA PS-UW・H・N・MW F-S, F-HPS, FPX CS-S・U, TS-S・SL・U・UL・P・PL	旭化成クラレメディカル 川澄化学 フレゼニウスメディカルケア 東レ・メディカル
	ポリエーテルスルホン（PES）	広範囲の物質除去、生体適合性に優れる	BP=H, BP-M PES-Sα・Sβ・Eα・Eβ・Gβ・D・DS	ジェイ・エム・エス ニプロ
	ポリエステル系ポリマーアロイ（PEPA）	広範囲の物質除去、生体適合性に優れる。エンドトキシン阻止能も高い	FDW-GW, FDX-GW, FLX-GW	日機装
	ポリアリルエーテルスルホン（PAES）	広範囲の物質除去、生体適合性に優れる	Polyflus-S/MM	ガンブロ

（篠田俊雄ほか監：基礎からわかる透析療法パーフェクトガイド．p49，学研メディカル秀潤社，2011）

ドライウエイト

ドライウエイト（DW）とは除水の指標となる体重で，浮腫がなく透析終了時の血圧が正常で，これ以上除水を行うと，血圧が低下してしまう体重とされています．

透析患者は腎機能の低下により水分の排泄が不十分となるため，容易に溢水になりやすく，透析での体液量調節が必要であり，体液量の管理の指標としてDWが設定されます（**表4**）．

DWは季節や体調により変化するため，月1回は定期的に見直しが必要です．DWの算出式はなく，臨床症状，血圧，胸部X線，心臓エコー検査，ヒト心房性ナトリウム利尿ペプチド（hANP：human atrial natriuretic peptide）などで総合的に判断する必要があります．

心胸隔比（CTR：cardiothoracic ratio）50%以下は1つの目安ですが（**図3**），透析患者では心疾患を有している患者さんも多く，また検査時の吸気の状態によっても変化しうるため，50%以下という数字にこだわらず，患者さんごとの心胸比の変化量も確認する必要があります．

除水量

毎回透析開始時に体重を測定し（透析前体重），その体重からDWまで除水を行います．透析時には透析回路内の水分が体内に入るため，1回の透析時の除水量は，

> 透析前体重－（DW＋回路内水分量）

ということになります．

透析間の体重増加は最大透析間隔日（通常は中2日）の体重増加を6%未満にすることが望ましい（平均除水速度は15 mL/kg/時以下）とされており，体重増加が多いほど時間あたりの除水量が増加します．時間あたりの除水量が多すぎると，プラズマリフィリング（除水により血管内の膠質浸透圧が上昇するため，血管外の水分が血管内に引き込まれること）が追いつかず，急激に血圧が低下する危険があります．その際は，適正な塩分摂取と水分制限の指導を再度行う必要があり，とくに減塩が重要です．日本では至適食塩摂取量6g/日未満が推奨されています．

また，低栄養などで低アルブミン血症がある

表4 ドライウエイト（DW）設定のためのパラメータ

1.	臨床症状 水分貯留徴候：浮腫，うっ血性心不全（起坐呼吸） 脱水徴候：生あくび，悪心・嘔吐，下肢の筋けいれん，失神など
2.	血圧 透析中の血圧の変化：非透析日の血圧，透析後の起立性血圧低下
3.	検査指標 1）胸部X線所見：心胸郭比（CTR），肺血管陰影，肺野うっ血像，胸水 2）エコー検査：下大静脈径 3）血漿心房性ナトリウム利尿ペプチド 4）連続的ヘマトクリット測定装置（クリットラインモニタ） 5）その他：電気的インピーダンスによる体液量測定など

（篠田俊雄ほか監：基礎からわかる透析療法パーフェクトガイド．p52, 学研メディカル秀潤社，2011）

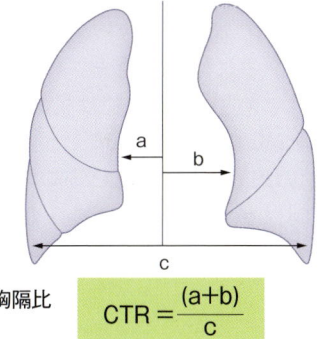

図3 心胸隔比　$CTR = \dfrac{(a+b)}{c}$

表5 透析時間内の除水が困難な患者さんの工夫

1. 透析前半の除水を多くし後半に少なくする計画除水を行う
2. 透析回数を増やす
3. 降圧薬を内服している場合は内服間隔の調整を行う
4. 透析開始時や透析中に昇圧薬を投与する
5. 透析中にグリセオールの投与を行う

と，血管内の膠質浸透圧が低下しているため血圧を維持できず，十分な除水ができないことがあります．

透析時間内の除水が困難な患者さんには，**表5**に示すような工夫が必要です．

☀ 透析時間と回数

透析導入前は尿毒素が体内に蓄積した状態であり，急激に血液浄化を行うと透析後に頭痛や悪心嘔吐，けいれんといった症状が出現する不均衡症候群を生じる可能性があります．この不均衡症候群の出現を予防するため，透析導入期は短時間透析を行い徐々に身体をならしていきます．

維持期には，週3回，1回3〜5時間が一般的な透析条件であり，日本透析医学会の維持透析ガイドライン（2012年）では1回4時間以上の透析が推奨されています．1回4時間の透析を基準としてそれより短い透析時間では死亡リスクが増加し，透析時間が長いほど生命予後が良好であるといわれています．

透析患者では透析が十分に行われているかの透析効率の評価を行う必要があり，その評価には標準化透析量Kt/V（K：尿素クリアランス，t：透析時間，V：体内水分量）を用います．

これは透析により，とくに尿素などの小分子量の老廃物がどれくらい除去されたかを示す指標であり，日本透析医学会では尿素のsingle-pool Kt/Vurea（spKt/V）を用いることが推奨されています．Kt/Vは1.0以下では死亡率の増加が示されており，1.8以上まで有意に死亡率が低下するこ

【ダイアライザーの数式】
K：尿素クリアランス
t：透析時間
V：体内水分量

$$\frac{Kt}{V}$$

・Ktは尿素除去からみた血液透析量を表す．Ktを身体の大きさの指標としての体内水分量（v）で割ると，血液透析量の指標となる．
・Kt/V＝1.0とは，「全体を『一通り』きれいにしたこと」を意味する．

とが示されています（図4）．

またガイドライン上，最低確保すべき透析量としてspKt/V 1.2が推奨され，目標透析量としてはspKt/V 1.4以上が望ましいとされています．

ただし，短時間高効率の透析ではなく透析時間は長いほうが予後がよいとされています．

心不全徴候を認めたり血行動態の不安定な症例，適切な除水，適切な降圧薬管理，適切な塩分摂取管理を行っても高血圧状態が持続する症例では，週3回，6時間以上の長時間透析や週5回以上の頻回血液透析を行うことで体液や血圧の管理がしやすくなることや，高リン血症が持続する症例では週38時間以上の総透析時間で有意な低下が得られるとの報告もあります（図5）．

図4 Kt/Vと死亡の可能性との関係
（わが国の慢性透析療法の現状．日本透析医学会, 1994）

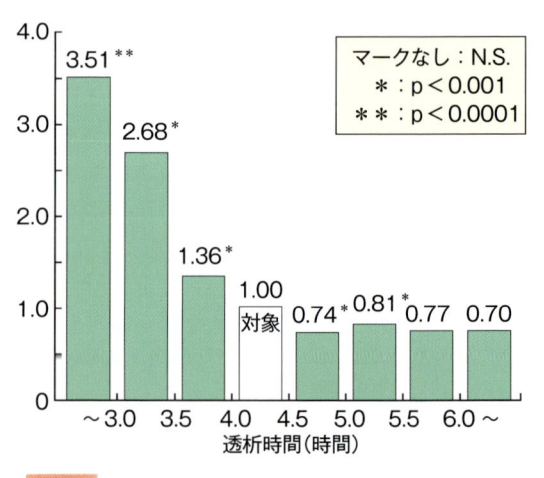

図5 透析時間と死亡の可能性との関係
（わが国の慢性透析療法の現状．日本透析医学会, 1994）

🌟 血流量

小分子物質の除去は血流量を増加させると物質の除去が増加しますが，分子量が大きくなるとその傾向は低下します．

導入期は血流100〜120mL/分から開始し，維持期の血流量は200mL/分前後に設定することが多いです．血流200〜220mL/分未満を基準とした場合，250〜300mL/分程度までは血流が増加するごとに死亡率が低下する可能性があるとの日本透析医学会の調査結果もあります．

🌟 透析液流量とその温度

透析液流量は，小分子物質のクリアランスに影響を与えます．血流200mL/分では分子量が小さいほど透析液流量の増加に伴いクリアランスの増加を認めますが，ある程度のところで傾きが小さくなり，透析液流量400mL/分程度でおおむねプラトーに達し，それ以上透析液流量を増加させてもクリアランスは大きく変わらないとされています．一般的には透析液流量は400〜500mL/分に設定されていることが多いです．

透析液の温度は一定の見解が得られておらず，35.5〜37.0℃に設定されている施設が多いです．透析液の温度が高いと血管が拡張することで血圧が下がりやすくなったり，かゆみを感じたりすることがあります．透析中の血圧低下を予防するため低温（34〜35℃）で透析を施行することがあり，一定の効果はあるが寒気やふるえを訴える場合もあるので多くの施設で行われているわけではありません．実際の透析施設では患者さんの状態や血圧を見ながら調整しています．

🌟 抗凝固薬（図6）

もともと血液には体外では凝固する性質があり，血液透析では血液を体外に取り出して体外循環を行うため，そのままでは血液が凝固し体外循環が継続できなくなってしまいます．そのため血液の凝固を防止目的で抗凝固薬を使用します．

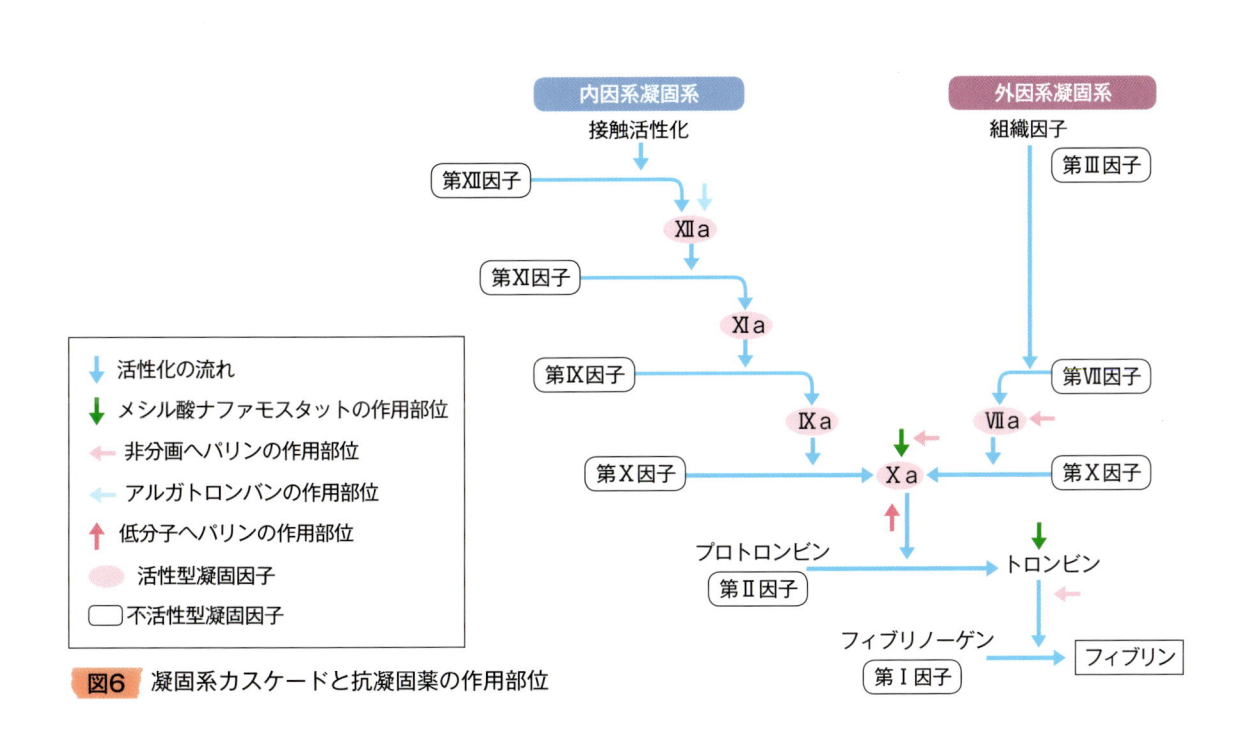

図6 凝固系カスケードと抗凝固薬の作用部位

凡例：
- ↓ 活性化の流れ
- ↓ メシル酸ナファモスタットの作用部位
- ← 非分画ヘパリンの作用部位
- ← アルガトロバンの作用部位
- ↑ 低分子ヘパリンの作用部位
- ● 活性型凝固因子
- □ 不活性型凝固因子

内因系凝固系：接触活性化 → 第XII因子 → XIIa → 第XI因子 → XIa → 第IX因子 → IXa → 第X因子 → Xa

外因系凝固系：組織因子 → 第III因子 → 第VII因子 → VIIa → 第X因子 → Xa

Xa → プロトロンビン（第II因子）→ トロンビン → フィブリノーゲン（第I因子）→ フィブリン

第2章　透析療法の実際

ヘパリン

凝固因子 Ⅹa と Ⅱa（トロンビン）と結合し，アンチトロンビンⅢ（ATⅢ）を活性化することで凝固を阻害します．最も一般的に使用される抗凝固薬です．初回に1,000～2,000単位，以降は500～1,000単位を持続投与することが多いです．

投与量のモニタとしては活性化凝固時間（ACT：activated coagulation time）を使用し，120～150を維持するようにします．半減期は約1～2時間です．凝固時間が延長されることにより出血が悪化する可能性があるため，出血性疾患や手術直後は使用を避けるべきです．

低分子ヘパリン

凝固因子 Ⅹa と結合し ATⅢ を活性化することで凝固を阻害しますが，Ⅱa（トロンビン）に対する作用はほとんどありません．凝固時間延長は抗 Ⅱa 作用に依存し，体外循環時の凝固抑制は抗 Ⅹa 作用に依存するため，出血傾向の悪化はきたしにくく，体外循環時の抗凝固作用を発揮します．

投与量はヘパリンの約半分程度は目安で，血中半減期が2～3時間と長いので，透析開始時のワンショット投与も可能です．しかし，ACTのような投与量のモニタリングする指標がないことが難点です．

メシル酸ナファモスタット

タンパク分解酵素阻害薬で，凝固因子に抑制的に作用し，血小板凝集の抑制作用があります．またアンチトロンビンⅢ非依存的にトロンビン阻害作用もあります．

投与量は20～40mg/時間で持続投与します．半減期が約5～8分と短いので抗凝固作用は体外循環回路内におおむね限定されるため，出血性疾患や手術後に使用されます．しかし高価な薬剤であるため長期的な使用は難しく，アナフィラキシーショックなどのアレルギーを起こすことがあること，またポリアクリロニトリル（PAN）膜には吸着されてしまうため使用が困難です．

アルガトロバン

選択的にトロンビンと結合することで抗トロンビン作用を発揮し凝固を阻害します．ATⅢ を介さず抗凝固作用を認めるため ATⅢ 欠乏症でも使用が可能です．半減期は30～40分であるため出血性病変を有する患者さんには適しません．

引用・参考文献は130頁を参照

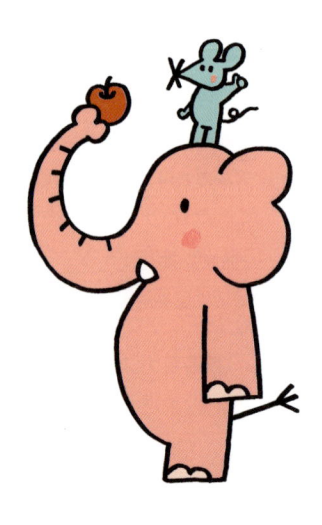

3 バスキュラーアクセス

ここではバスキュラーアクセスの種類と特徴について解説します．

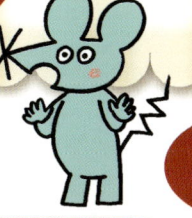

バスキュラーアクセスとは

血液透析を行う場合，1分間に約200mLの血液流量を透析装置に送り込む必要があります．

脈管から血液を取り出し，透析装置を通過させ再び脈管へ血液を戻す仕組みを「バスキュラーアクセス（VA：vascular access）」とよんでいます．

一般的に採血に利用する表在静脈の穿刺では，十分な血液を体外に取り出すことができず，血流の多い動脈の穿刺が必要となります．しかし穿刺時の疼痛や抜針後の止血の難しさの観点から，透析のたびに動脈を穿刺することは困難です．そこで動脈と静脈をつなぎ合わせ，静脈の血流を増加させるシャントが必要となります．

シャントには内シャントと外シャントの2種類があり，1966年にBresciaとCiminoによって考案された「内シャント」は，皮膚の下で動静脈をつなぎ合わせる方法で，現在の主流です（図1）．1960年にQuinton，Scribnerらにより考案された「外シャント」は，動脈と静脈にチューブを入れて皮膚の外でつなぐ方法で，当時は画期的でしたが，血栓による閉塞や感染率が高く現在はほとんど行われていません（図2）．

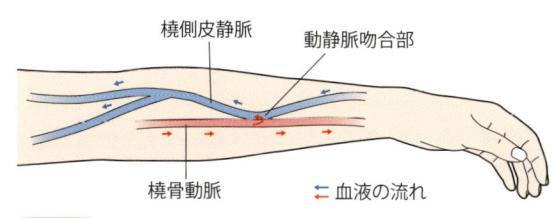

図1 内シャント

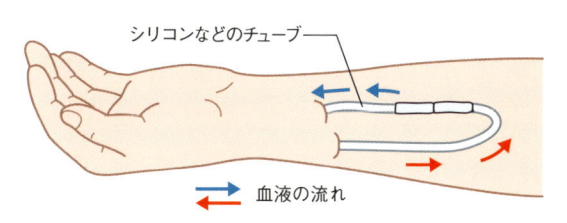

図2 外シャント

バスキュラーアクセスの分類

シャントを代表とするVAには以下の種類があり，代表的なものの特性を示します（表1）．

表1 VAの分類

シャント	・内シャント（自己血管，人工血管） ・外シャント
非シャント	・単純穿刺（上腕動脈直接穿刺・大腿静脈直接穿刺） ・中心静脈カテーテル（非カフ型カテーテル・カフ型カテーテル） ・動脈表在化 ・動脈－動脈バイパス（ジャンピンググラフト）

内シャント

内シャントには自己の血管を用いたシャント（AVF：arteriovenous fistula）と人工血管を用いたシャント（AVG：arteriovenous graft）があります．一般的に内シャントとよばれているのはAVFであり，VAの全体の約90％を占めています．シャント作製のためには脈管の解剖を熟知する必要があります（図3）．

AVF

AVFは橈骨動脈と橈側皮静脈を用いて前腕末梢（手関節から2～3横指末梢）で作製されることが一般的です．前腕末梢でのAVF作製は開存率が良い点や合併症の少ない点，また閉塞した際の再建のしやすさの点でほかの部位と比べ利点があります（表2）．タバチェール[*1]も作製部位として多く選択されます（図4）．

実際にどの部位でどの血管がバスキュラーアクセス作成に適しているかを判断するには，術前の視診と触診が非常に重要となります．視診では静脈の走行，連続性，太さをチェックします．触診では動静脈の壁の性状，動脈の拍動の強さ，太さをチェックします．視診，触診で確認が困

難な場合は超音波検査を行うことが望ましいとされています.

作製の部位が決定したら，その時点から作製側の静脈は極力採血や頻回な血圧測定に使用しないよう温存します．

術前に血管をマーキングし吻合部を決定しておきます．標準的な手術は局所麻酔下に皮膚切開をし，橈骨動脈と橈側皮静脈を周囲から剥離して，6〜7mmの口径で両者を吻合します．吻合には6-0または7-0のモノフィラメント，ポリプロピレン糸が用いられることが多く，吻合方法は側々吻合か端側吻合が一般的です．

AVF作製後はスリルの触知と聴診器によるシャント音の聴診を頻回に行い，血流の状態を確認します．周術期に動脈の攣縮（スパスム）により，スリルおよびシャント音が減弱または消失することがしばしばみられます．とくに吻合後血流再開10〜15分後くらいで起こりやすいとされ，その間に血栓によりバスキュラーアクセ

表2 前腕末梢のAVFの利点

①将来のAVFの作製に際してより多くの静脈を温存できる

②合併症が少ない（スティール症候群，血栓閉塞，感染）

③成功すれば開存率が優れている

④穿刺できる静脈が長く取れる

⑤閉塞したときに中枢で再建術が可能

用語解説

＊1 タバチェール
タバチェール（tabatiere）は，フランス語で「嗅ぎタバコ入れ」の意味で，親指を反らせたときに浮き上がる手首のくぼみを「タバチェール」とよびます．具体的には長母指伸筋と短母指伸筋を短縮したときにできるくぼみをさします

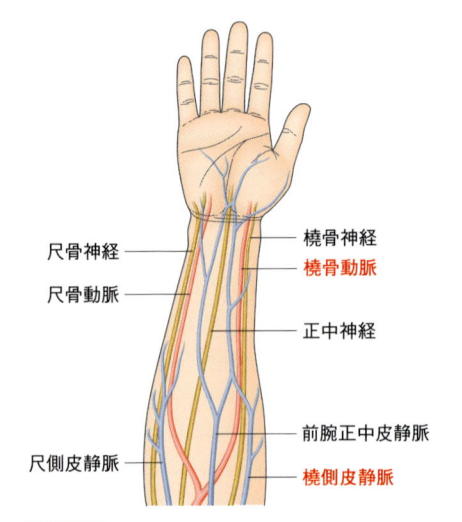

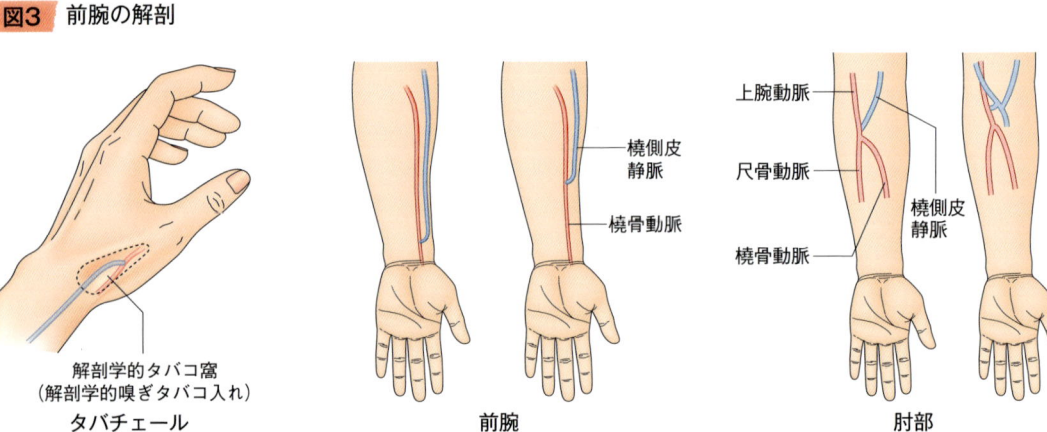

図3 前腕の解剖

図4 AVF作製部位

スが閉塞してしまうことがあります。
　スリルが減弱したらヘパリンや低分子ヘパリンを2,000～3,000単位投与することが望ましいとされます。
　AVFは作製後すぐに穿刺して使用することができません。AVF作製後静脈が成熟するまでには約1か月を必要とし、初回穿刺は作製後2週間以降が望ましいとされます。

AVG

AVGは、以下①～③に適応があります。

①前腕でAVFを作製することができない場合
②心機能上シャント負荷に耐えられる場合
③末梢循環不全を呈していない場合

　日本ではVAの約7％程度ですが、AVF作製が困難な症例がみられ、その数は増加傾向にあります。上肢での作製を第一選択としますが、下肢での作製も可能です。
　日本では現在3種類の人工血管が使用可能となっています。主に使用されているのは合成ポリテトラフルオロエチレン（ePTFE：expanded-polytetrafluoroethylene）グラフトと、ポリウレタン製（PU：polyurethane）グラフトです。
　ePTFEグラフトは抗感染性、長期の開存性、操作性においてほかの材質より優れていることが示されていますが、植え込み後穿刺可能に2～3週間要することと、約5％に血清腫が発生するという問題があります。

　PUグラフトは早期穿刺が可能であり、吻合時、穿刺部の止血性に優れています。早期・中期の開存性はePTFEグラフトと同等とされていますが、長期開存と耐久性に問題があるとされ、抗感染性では劣ります。
　またグラフトが屈曲（kink）しやすいという問題があります。ePTFEグラフトとPUグラフトをつなぎ合わせ、各々の優れた特徴を利用したcomposite graftも使用されることがあります。2006年に販売されたポリオレフィン－エラストマー－ポリエステル（PEP：polyolefin elastomer polyester）グラフトは3層構造を呈しており、屈曲しにくく、穿刺のしやすさや止血性にも優れています。早期穿刺が可能であり、開存性もePTFEグラフトやPUグラフトと同等以上とされています。
　AVGの植え込み形態はストレート型、ループ型があります（図5）。ストレート型は技術的に比較的単純ですが適応例が少なく、ループ型は吻合する血管の選択範囲も穿刺部位も広く取れるため、作製される頻度が高いです。

中心静脈カテーテル

　カテーテルを経皮的に大静脈（内頸静脈、大腿静脈、鎖骨下静脈）へ挿入し透析を行う方法で、非カフ型カテーテルとカフ型カテーテルに分類されます。

非カフ型カテーテル
　非カフ型カテーテルは短期使用を目的とし、挿入期間は1回の透析のための数時間から、内

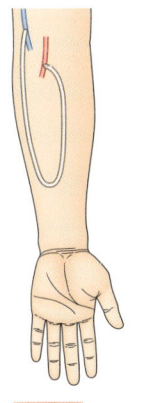

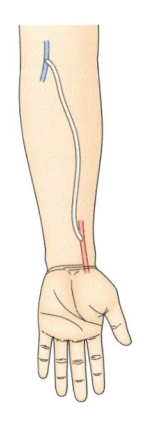

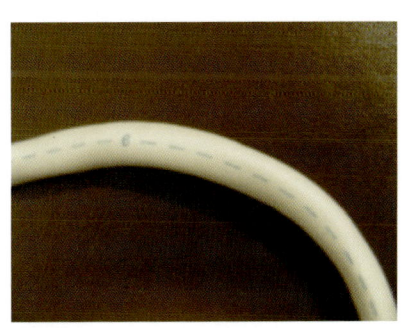

図5　AVGの形態

ePTFE

シャントが発達するまでの期間にいたる場合があります．非カフ型カテーテルは，①末期腎不全患者の緊急血液透析導入時，②ほかのVAが使用不能となった場合の緊急避難用VAを目的として使用され，おおむね1か月程度が使用限界とされます．感染対策を十分に行うことで長期間維持可能な症例も存在しますが，本来可及的速やかに，より安全なVAの作製を模索すべきです．

カフ型カテーテル

カフ型カテーテルは，

① 四肢の血管の荒廃，低血圧などの理由でAVFやAVG作製が不可能である場合
② 高度の心不全
③ 高度の四肢拘縮や穿刺痛不耐，不意の体動などにより穿刺そのものが危険な場合
④ 透析中の事故抜針の可能性が高くカテーテル法が最も適していると考えられる場合
⑤ 小児におけるVA

に適応があります．

カテーテルの留置

非カフ型カテーテルの留置には，超音波を用いてセルジンガー（Seldinger）法で静脈穿刺を行うことを基本とします．直後にX線撮影を行い，カテーテルの先端位置と手術に関連する合併症のないことを確認します．

カフ型カテーテル留置は手術室またはそれに準じた清潔度を確保できる環境と方法で行います．超音波を用いてセルジンガー法で静脈穿刺を行い，X線透視装置を用いて適切な位置に留置します．右内頸静脈を第一選択とし，カテーテル先端は右房内に浮遊した状態の位置が望ましいとされます．10cm程度の皮下トンネルを作製し，カテーテルの静脈刺入点と皮膚からの出口部に距離をおくことで，出口部感染・トンネル感染からの全身感染を予防します．

カテーテル挿入の合併症として気胸，血胸，動脈穿刺による出血，縦隔血腫，不整脈，カテーテルの屈曲などがあげられます．

また全身感染が生じた場合は速やかにカテーテルを抜去する必要があります．透析終了時にはカテーテル内に内腔容量に見合うヘパリンを充填させ，血栓閉塞を予防します．

動脈表在化

動脈表在化は1970年にBrittingerらが最初に報告したVAで，手術（図6）で皮下表在に走行を変更させた動脈を脱血側として穿刺し，皮下の表在静脈を送血側として穿刺し透析を行います．内シャントがなんらかの理由で作製できない場合に選択されます．VA全体の1.8％程度です．

動脈表在化の適応を表3に示します．表在化する動脈としては主に上腕動脈と大腿動脈が選択されます．穿刺までは術後2週間以上（できれば3週間）経過し，創部が完全に治癒してから穿刺することが望ましいとされます．穿刺部が短いため動脈瘤や狭窄を形成しやすく，可能な限り広範囲への穿刺が推奨されます．また止血は用手的に行うべきであり，血液が浸み出さない最低の圧が良いとされます．合併症として感染，動脈瘤，狭窄，閉塞に注意を要します．

図6　表在化手術

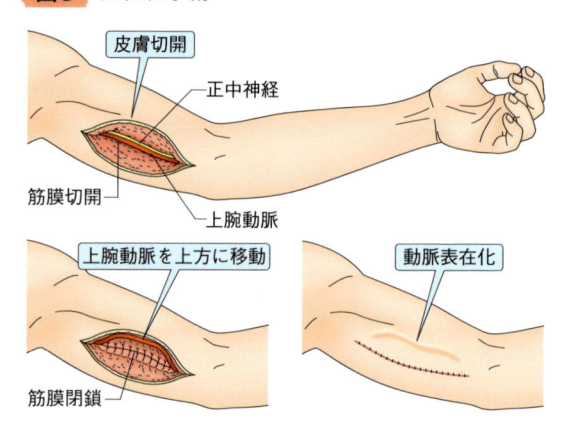

表3　動脈表在化の適応

① 心機能が低下しており，AVF（AVG）作製により心不全を呈する症例
② 血管が荒廃し，AVF（AVG）作製が困難な症例
③ AVF（AVG）によるスティール症候群や静脈高血圧症を呈している症例
④ 頻回にアクセストラブルを発生する患者さんのバックアップとして
⑤ 閉塞したときに中枢で再建術が可能

種々のアクセストラブルについて解説します．

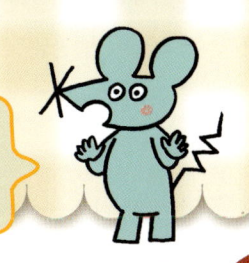

アクセストラブル

狭窄・閉塞

静脈狭窄は最も多くみられるアクセストラブルです．脱血側の穿刺部よりも吻合部側に狭窄が存在する場合は，脱血不良が生じます．また返血側の穿刺部よりも中枢側に狭窄が存在する場合は静脈圧上昇や再循環が生じます．狭窄や閉塞は穿刺に由来するものだけでなく，乱流による内膜肥厚も原因となります．

狭窄はまず視診・聴診・触診で診断します．静脈径が細くなっているか，狭窄部で生じるジェット血流によるハイピッチのシャント音が聴取されるか，スリルが弱くなっていないかで判断します．確定診断は血管造影法や超音波検査です．

高度の狭窄は閉塞の原因となるため，閉塞する前に治療をすることが大切です．狭窄部の拡張には経皮的血管形成術（PTA：percutaneous transluminal angioplasty）が第一選択となります．閉塞した場合は，その上流で再作製を行うか血栓除去術を行います．

動・静脈瘤

瘤とは血管が局部的に円筒状または紡錘状，囊状に拡張した状態をさします．血管壁の構造を保っている真性瘤と，血管壁構造を失っている仮性瘤とに分類されます．穿刺関連の瘤としては，穿刺，止血ミスによる仮性瘤，反復穿刺による瘤があり，非穿刺の瘤としては，ジェット血流による部分的な内圧上昇で生じる吻合部瘤や狭窄後瘤，中枢側に狭窄があると血管内圧が上昇して生じる瘤，血流過剰により生じる静脈全体の拡張があります．

理学所見で瘤の位置，穿刺の有無，瘤のサイズ，皮膚の状態を確認することが大切です．2cm以下の張りが弱く軟らかい瘤や，サイズ変化が少なく，皮膚の色調が周囲と変わらない瘤は経過観察が可能ですが，

①急速に増大する瘤
②皮膚の発赤やびらんを有する瘤
③皮膚に光沢を生じ緊満している瘤
④感染を伴う瘤

は緊急手術の適応となります．

人工血管の穿刺により生じた瘤は，血管壁がないためすべて仮性瘤であり，破裂する危険が高く，増大する場合は時期を逸せず手術を行います．

静脈高血圧症

静脈の中枢側に狭窄が存在すると，静脈圧が上昇し，その末梢側に浮腫，腫脹，発赤，疼痛が生じます．腫脹する部位で上肢型，前腕型，手指型（ソアサム症候群*）に分類され，特に前腕の側々吻合で作製されたAVFで中枢静脈に狭窄もしくは閉塞を生じると，第1・2指の腫脹がみられます．

中心静脈の狭窄による静脈高血圧症の場合では，インターベンション治療が第一選択となります．中心静脈の完全閉塞例ではそのVAを閉鎖し，対側に新たなVAを作製するか，静脈−静脈バイパスを行うこともあります．前腕型やソアサム症候群では，狭窄部へのPTAが第一選択となりますが，手背静脈へ流出する静脈を結紮する方法もあります．

スティール症候群

VA作製により動脈血がシャントに流入することによって発症する末梢循環障害，虚血症状をいいます．重症分類としてフォンテイン（Fontaine）分類を適応することが可能です（**表4**）．

用語解説

＊ ソアサム症候群
静脈高血圧症候群のことで，シャント形成後に起こる静脈血のうっ帯した状態をさします．ソア（sore，痛い）とサム（thumb，親指）の造語．

表4 スティール症候群の重症度分類

Stage Ⅰ	DBI低下を伴う手指の冷感・蒼白
Stage Ⅱ	透析や運動時に増強する疼痛
Stage Ⅲ	安静時の手指疼痛
Stage Ⅳ	皮膚潰瘍や壊死

　診断は自覚症状と他覚症状を併せて行いますが，アクセス血流の遮断による症状の改善，DBI (digital branchial pressure index) の低下，超音波検査による末梢血液量の低下，動脈造影による逆行性血流の確認などが参考になります．アクセス作製後24時間以内に発症する運動感覚神経障害は，症状改善が不可逆的となる可能性があり，緊急アクセス閉鎖術の適応となります．

　著明な冷感やしびれなど虚血症状が進行する場合，神経障害がなければ外科的バンディングや薬物療法で経過観察することが可能です．

　術直後の発症でなければ，AVFのStageⅠおよびAVGのStageⅡは症状増悪の有無について経過観察を行います．過剰血流のないStageⅡまではプロスタグランジンE$_2$ (PGE$_2$) などの薬物療法が有効なことがあります．AVFのStageⅡおよびAVF・AVGのStageⅢ・Ⅳでは客観的評価を行い，責任病変を明らかにします．中枢動脈の狭窄が原因であればPTAが有用です．

　また末梢側の過剰血流が原因であれば，吻合部近傍にて流出路静脈のバンディングを行いますが，StageⅢ・Ⅳでは閉鎖術が必要になることが多いと報告されています．

過剰血流

　VAは人為的に動静脈短絡を形成する非生理的なものであり，その作製は血行動態および心機能に悪影響を与えます．還流血液量が増加し循環動態の許容範囲を超える場合を「過剰血流」といいます．過剰血流による諸症状として，
①高拍出性心不全
②末梢スティール症候群
③鎖骨下動脈スティール症候群
④静脈高血圧症
⑤不整脈

があげられます．特に器質的心疾患（表5）を有している場合にはさらなる注意が必要です．

　過剰血流ではまず初めにドライウェイト，血圧コントロール，中等度の運動，食事療法，薬物療法などを行った後，再評価を行います．内科的治療で改善を認めない場合は外科的にシャントバンディング，またはシャントを閉鎖し非シャントアクセスとします．

感染

　穿刺部の発赤，熱感，疼痛，排膿，腫脹，皮膚のびらん・硬結がみられた場合，感染を疑います．静脈高血圧症，アレルギー性皮膚炎，血栓に伴う二次的炎症との鑑別が必要となります．AVGや留置カテーテルの症例ではアクセス感染症の危険性が高まります．感染部近傍の穿刺を避け，速やかに広域スペクトルの抗菌薬の全身投与を行います．排膿があれば培養検査を行い，抗菌薬を感受性に応じて変更します．感染が吻合部に近く，破裂や出血の危険性があるときは，速やかに外科的処置を行います．

　浅い局所感染では，切開排膿と部分的グラフト置換術で経路変更可能な場合が多いですが，全身感染ではグラフトの全抜去と一部血管の切除も必要となります．

表5 過剰血流に対し注意が必要な器質的心疾患

①虚血性心疾患
②心筋症
③弁膜症
④心筋炎
⑤洞不全症候群

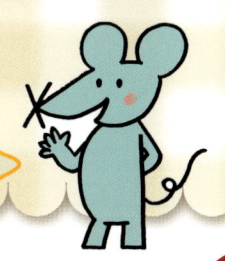

穿刺のポイントについて解説します

✳ 穿刺

AVFの穿刺
①原則的には動脈側の穿刺は静脈穿刺部より末梢で，吻合部に向けて穿刺し，静脈側の穿刺は動脈穿刺部より中枢で，吻合部と反対に向けて穿刺します．
②穿刺は吻合部直上を避け，また透析中にVA側の腕を動かしても穿刺針の針先が移動しない場所を選択します．
③毎回同一部位を続けて穿刺せず，血管全長にわたって異なった部位の穿刺を心がけます．
④穿刺痛が強い患者さんには，リドカインテープの貼付やボタンホール穿刺を考慮します．
⑤穿刺角度は25°前後が理想的です．
⑥抜針・止血の際には，まず穿刺針の固定用テープをはがし，針の刺入部に滅菌ガーゼをあてて穿刺針を抜去します．抜針後は直ちにガーゼの上から，あるいは止血クランプを用いて圧迫止血を行うことが推奨されています．

AVGの穿刺
①指で人工血管の存在を確認し，つかむようにして穿刺します．
②人工血管に入った感触を確認し，針を180°回転させ，針先で人工血管後壁を損傷しないようにして針を進めます．
③毎回同一部位を続けて穿刺せず，グラフト全長にわたって異なった部位の穿刺を心がけます．
④AVFより鈍角で穿刺します．
⑤抜針・止血の際には，まず穿刺針を抜き，穿刺針の先端が皮膚から離れてからグラフト血管上の穿刺口を皮膚の上から素早く適切な強さで圧迫します．

表在化動脈の穿刺
①表在化動脈は抜糸後に浮腫も取れ，皮下組織と動脈が十分に癒着してから穿刺を始めます．
②表在化動脈を脱血側として穿刺し，再循環を避けるため表在静脈を送血側として穿刺します．
③毎回同一部位の反復穿刺は瘤化や血栓形成による動脈閉塞のリスクを高めるため，血管全長にわたって異なった部位の穿刺を心がけます．

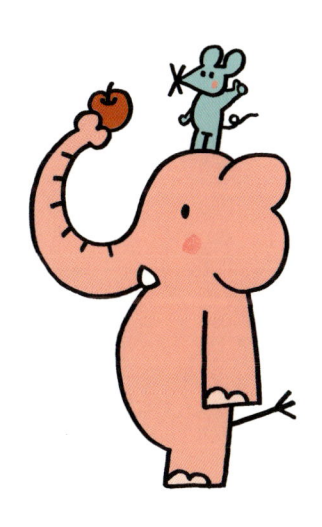

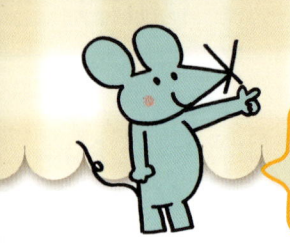

ここではバスキュラーアクセスにおける留置カテーテルの穿刺について解説します．

留置カテーテルの穿刺

血液透析を施行するためにはバスキュラーアクセスが必要です．通常は，あらかじめ透析導入前に自己血管内シャントなどの作成をしておきますが，

①急性腎不全やそのほかの疾患で緊急に透析が必要となった場合
②透析導入期でシャント造設前に透析導入が必要となった場合
③シャント閉塞をきたし使用ができない場合

などは，一時的に非カフ型カテーテルを挿入し透析を行います．

内頸静脈，鎖骨下静脈，大腿静脈に挿入可能ですが（図1），鎖骨下静脈は内シャント作成後に静脈高血圧を発症する可能性があるため通常は行いません．大腿静脈は感染リスクが高いため，内頸静脈が第一選択です．カテーテルは異物であり感染リスクがあるためカテーテル管理を行う必要があり，3週間以内の使用が望ましいです（学会ガイドライン）．

また，重度の慢性心不全や末梢動脈閉塞性疾患，認知症などのため内シャント作成が困難な場合，四肢の拘縮などによる穿刺困難がある場合には，皮下にカテーテルを植え込むカフ型カテーテルを挿入する場合もあります．使用期間は1年程度です．

実際の挿入方法としては，穿刺部位の皮膚の消毒後，局所麻酔を行い，試験穿刺後挿入針を静脈に穿刺します．この挿入針に沿ってガイドワイヤーを挿入し，挿入針を抜去後カテーテルを中心静脈まで挿入してカテーテルを固定します．合併症としては，血腫，動脈穿刺，感染症，血栓症，気胸（内頸・鎖骨下静脈穿刺時）などがあります．

引用・参考文献は130頁を参照．

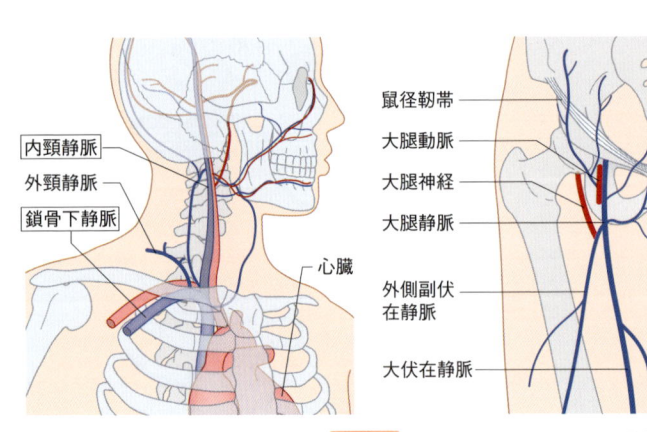

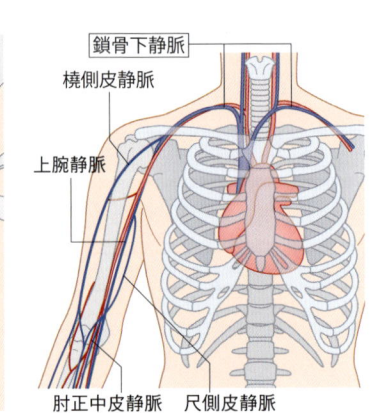

図1 中心静脈カテーテルの挿入位置

4 血液透析

開始の準備から終了までの流れを示します．

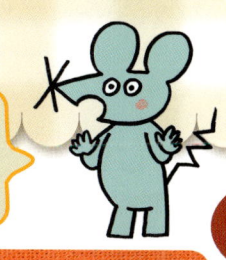

★ 開始の準備から終了までのフローチャート

1 患者入室まで

- 透析装置の準備，転倒転落予防の環境整備
- 患者の情報収集（感染症の有無，認知症の有無，日常生活動作＜ADL＞，入院患者であれば入院目的など）
- 必要物品の確認（ダイアライザー・血液回路・生理食塩水・抗凝固薬・注射薬など）
- 回路の組み立て（物品の間違いがないか確認する）
- プライミング（回路内の空気を除去し生理食塩水で満たす）

2 患者入室

- 患者確認（名前，生年月日の確認）
- 透析前体重の確認
- 患者の状態確認（顔色，表情，呼吸，歩行の状態など）

3 透析開始

- 血圧，体温測定，バスキュラーアクセス（VA：vascular access）の状態確認
- 透析条件の確認（除水量，ドライウエイト，血流など）
- 穿刺

4 透析中

- 患者の状態確認（意識，血圧など，30分〜1時間ごとに測定する）
- 透析回路の異常の有無の確認（脱血，静脈圧など）

5 透析終了

- 返血・止血（除水が予定通り終了しているか，注射薬投与，残血の有無，止血困難の有無，止血後のバスキュラーアクセスの状態確認）
- 血圧測定（血圧上昇，低下の有無，起立性低血圧の有無）
- 体重測定（倦怠感，ふらつきの有無）

6 患者退室

- ふらつき，転倒がないように注意する
- 回路の後片付け

引用・参考文献は130頁参照

第2章 透析療法の実際

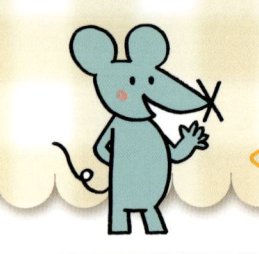

ここでは透析開始前の準備（プライミング）の手順について解説します。

透析開始前の準備（プライミング）

必要物品（図1）

①ダイアライザー
②血液回路
③生理食塩液 1,500mL
④抗凝固薬
　チューブ鉗子

ダイアライザー

ダイアライザーにはウエットタイプとドライタイプがあります．ウエットタイプの膜は性質上，水中でないと膜自体の保持ができないため，ダイアライザー内に滅菌精製水を充填しています．ドライタイプではこれをグリセリンなどのコーティングで行っています．

ウエットタイプはプライミング時にエアが抜きやすいメリットがありますが，輸送時のコストや寒い地域では凍結してしまうデメリットがあります．ドライタイプはエアが抜けにくいデメリットがありますが，輸送や製作コストが安いといったメリットがあります．

また，ダイアライザーに使われている膜の素材にはセルロース系膜と合成高分子膜があり，それぞれにドライタイプとウエットタイプがあります．

血液回路（図2）

患者さんの血液を体外循環させるためのチューブのことです．

実際の回路は**図2**のように動脈側回路（患者脱血側）と静脈側回路（患者返血側）があります．

また，最近では鉗子の代わりとなるクランプのついた回路も使用されています（**図3**）．

生理食塩液 1,500mL

ダイアライザーと回路を洗浄し，回路内に充填する液のことです．

プライミングの目的

プライミングとは，ダイアライザーを含む血液透析回路内を生理食塩液と透析液を用いて洗浄し充填する操作です．

目的としては，

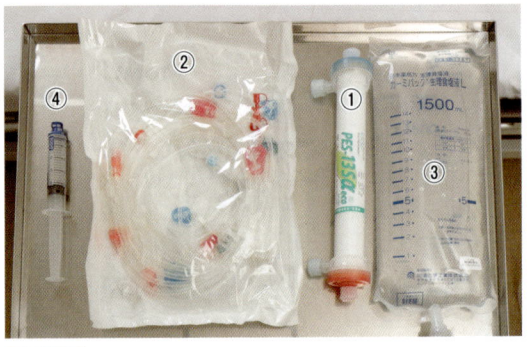

図1 必要物品

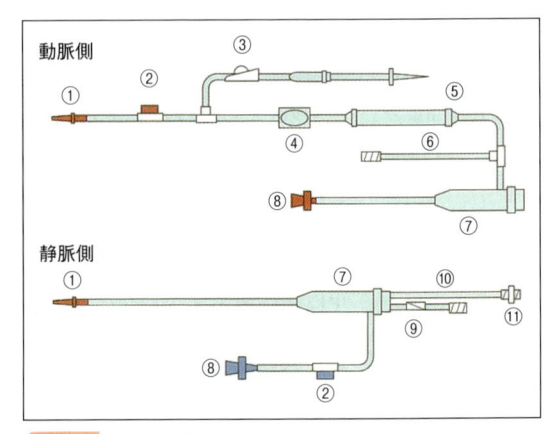

図2 血液回路

①アクセス接続部（ルアーロック），②ニードルレスアクセスポート，③生食ライン（ローラクレンメ以下），④ピロー，⑤ポンプチューブ，⑥抗凝固薬注入ライン（ルアーロック），⑦チャンバ，⑧ダイアライザー接続部（ルアーロック），⑨液面調整ライン，⑩圧力モニタライン，⑪トランスデューサ保護フィルタ

〔日本臨床工学技工会：透析用血液回路の標準化に関する報告書．2004年3月（2006年3月改訂）〕

①ダイアライザーの洗浄
②血液回路内の空気の除去
③生理食塩液の充填
④血液回路の破損，リークおよび異物混入のチェック

などがあげられます．

プライミングでは，ダイアライザーの滅菌過程で使用されたエチレンオキサイドガスや膜をコーティングしているグリセリンなどの残留薬

剤を洗浄により除去します．ウエットタイプに充填されている滅菌精製水は，溶血の原因になるため洗い流します．

また，血液回路内から空気を除去し生理食塩液を充填することで，患者さんへの空気の誤入や残血（ダイアライザーおよび血液回路内に血液が残ること）を防ぎます．操作過程で生理食塩液の漏出により回路のリークや破損を発見することができ，回路内の異物混入のチェックも行います．

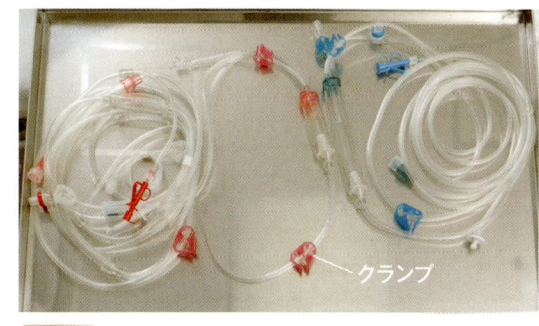

プライミングの方法

プライミングの方法は施設によって異なりますので，一般的なプライミング方法の1例を紹介します．

また，ここでは，動脈側（脱血側）をA側・静脈側（返血側）をV側と明記し，ダイアライザーの血液入口ポート側をAヘッダ，血液出口ポート側をVヘッダと明記します．一般的にA側が赤系，V側が青系に色分けされています．

図3 クランプのついた回路

プライミングの方法

ウエットタイプ

①プライミングの準備

生理食塩液を吊るし，ダイアライザーのVヘッダを上にしてダイアライザーホルダに取りつけます（**図4**）．

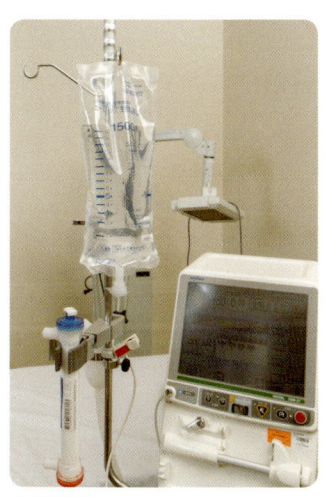

図4 生理食塩液の取り付け

②静脈側回路の取りつけ

①静脈チャンバを取りつけ，ダイアライザーVヘッダのポートに静脈側回路を接続します（**図5**）．
②静脈回路を気泡検知器にはさみます（**図6**）．

③静脈チャンバ下部および上部の枝（2本），静脈側ダイアライザー接続の上部に，それぞれ鉗子をかけます（**図7**）．

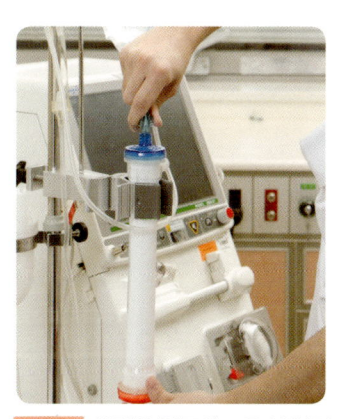

図5 静脈路側回路の取り付け

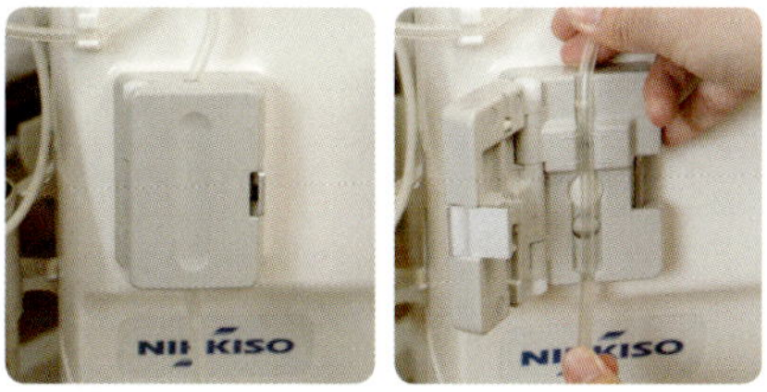

図6 静脈回路を気泡検知器にはさむ

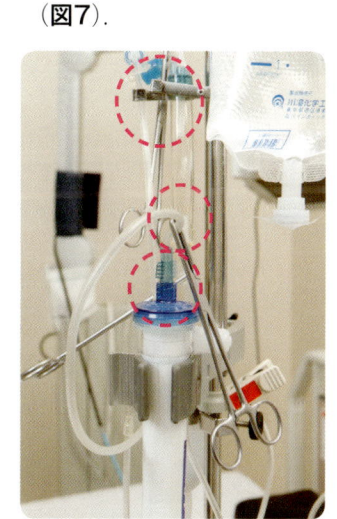

図7 鉗子をかける

第2章 透析療法の実際

43

3 動脈側回路の取りつけ

① ダイアライザーを反転させてから，動脈チャンバを取りつけ，ダイアライザーAヘッダのポートに動脈側回路を接続します（**図8**）．
② 静脈チャンバを押しながら，ダイアライザーへ向かう鉗子をはずします．ダイアライザーのAヘッダから気泡を抜くように追い出し，Aヘッダ上部に鉗子をかけ変えます（**図9**）．
③ 静脈チャンバ下部の鉗子をはずします．再びダイアライザーを反転し，動脈チャンバよりも高く持ち上げて，Aヘッダ下部の鉗子をはずします（**図10**）．落差で滅菌精製水を動脈チャンバのフィルタ上部まで満たし，動脈チャンバの下部に鉗子をかけ変えます（**図11**）．
④ 薬液注入ラインは鉗子をかけておきます（**図12**）．
⑤ ポンプチューブを血液ローラーポンプに接続します（**図13**）．
⑥ 廃液ポートに患者接続部のA側・V側をセットします（**図14**）．

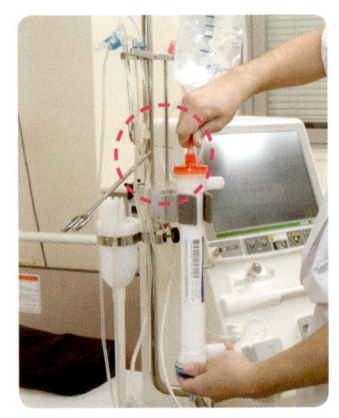

図8 動脈側回路の取り付け

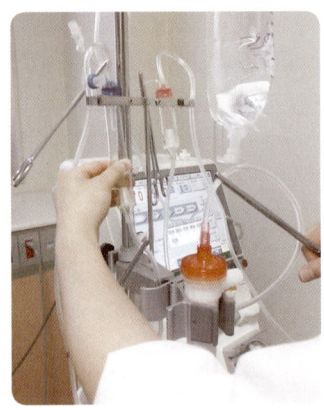

図9 気泡が抜けたらAヘッダ上部に鉗子をかける

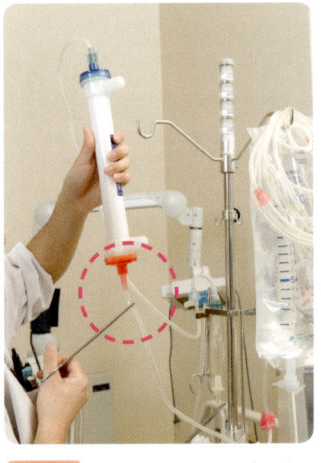

図10 Aヘッダ下部の鉗子をはずす

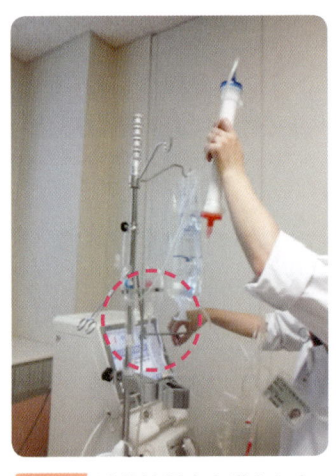

図11 滅菌精製水を満たしたら，動脈チャンバ下部に鉗子をかける

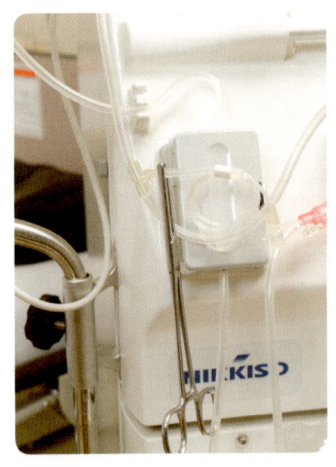

図12 薬液注入ラインへ鉗子をかける

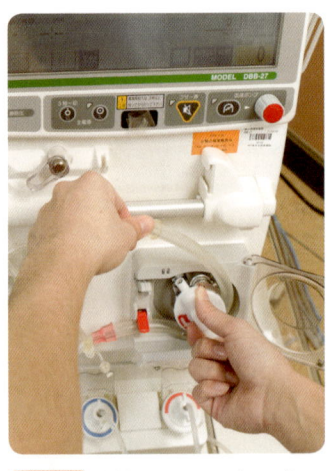

図13 血液ローラーポンプに接続

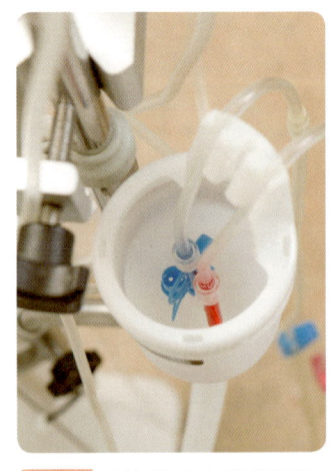

図14 廃液ポートに患者接続部をセット

4 プライミング開始

①生食ラインを生理食塩液に接続します（図15）．
②落差でA側回路に生理食塩液を満たします．エアが抜け，十分に生理食塩液を流したらA側回路に鉗子をかけます（図16）．

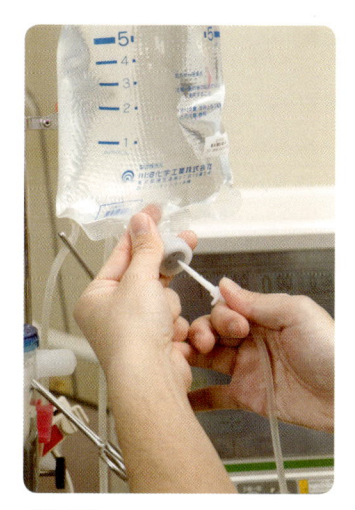

図15 生理食塩液に接続する

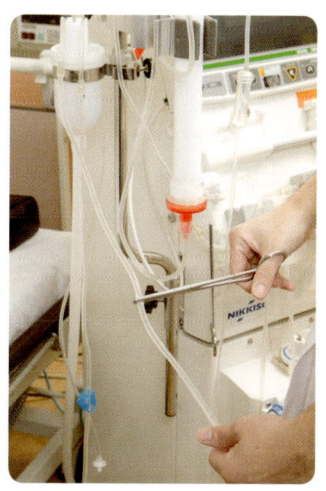

図16 A側回路に鉗子をかける

③動脈チャンバ上部の枝を大気開放にして血液ポンプをゆっくりと回し，ポンプチューブ薬液注入ラインを満たします．動脈チャンバは液面を作らず完全に満たしたところで血液ポンプを止めます．動脈チャンバ上部の枝に鉗子をかけ，チャンバ下部の鉗子をはずします（図17）．

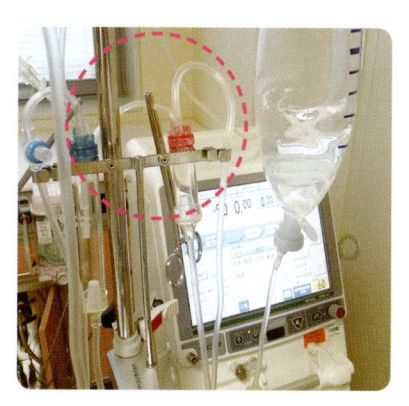

図17 動脈チャンバは液面を作らず完全に満たす

④血液ポンプの流量を上げ，ダイアライザーのプライミングをします．動脈チャンバに残った気泡は鉗子でチャンバを叩き追い出します（図18）．
⑤ダイアライザーの気泡は手や鉗子で叩いて抜いていきます（図19）．

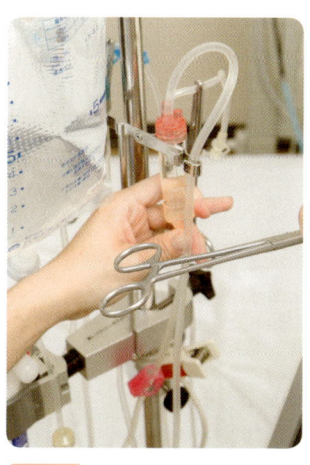

図18 気泡を叩き追い出す

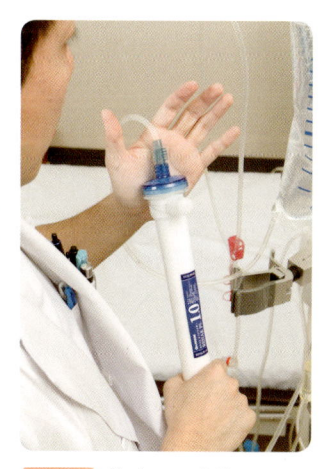

図19 ダイアライザーの気泡をぬく

⑥ダイアライザーの気泡をある程度抜いたら，血液ポンプを一度止め，静脈チャンバの下に鉗子をかけ，チャンバ上部の枝にかけていた鉗子をはずします（図20）．血液ポンプをゆっくり回し，静脈チャンバを満たしてきます（図21）．液面が7〜8分目のところで血液ポンプを止めます．

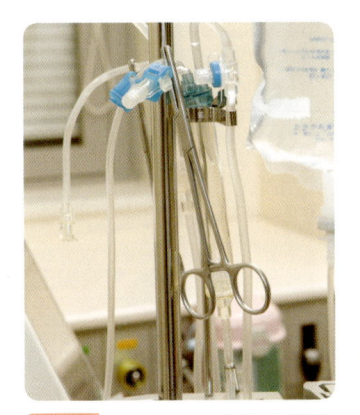

図20 チャンバ上部枝の鉗子をはずす

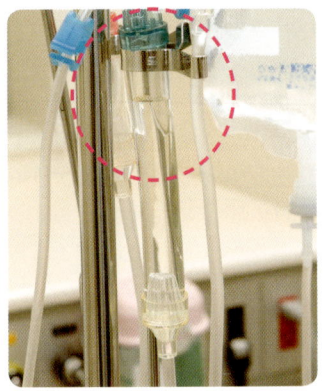

図21 静脈チャンバを満たす

⑦静脈圧ラインを患者監視装置の静脈圧ポートに接続します（図22）．
⑧静脈チャンバ上部の枝の鉗子は1本にかけ直し（図23），チャンバ下部の鉗子をはずします（図24）．血液ポンプの流量を上げ，再びダイアライザーのプライミングと気泡の除去を行います．生理食塩液を1,200mL流したら，血液ポンプを止めてV側回路に鉗子をかけます（図25）．
⑨生食ラインの根元に鉗子をかけ，クレンメを閉めます（図26）．
⑩薬液注入ラインに抗凝固薬を取りつけ（図27），プライミング終了です（図28）．

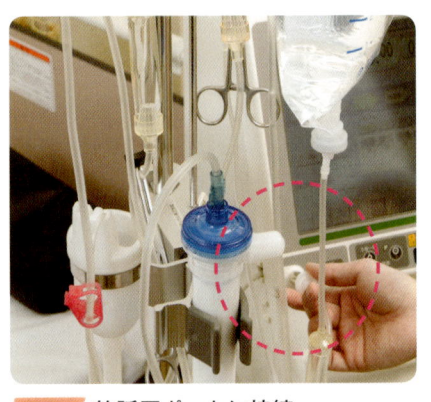

図22 静脈圧ポートに接続

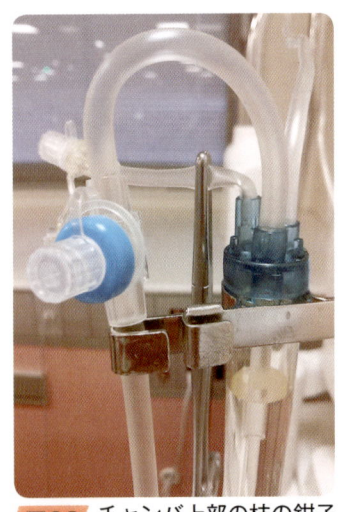

図23 チャンバ上部の枝の鉗子は1本にかけ直す

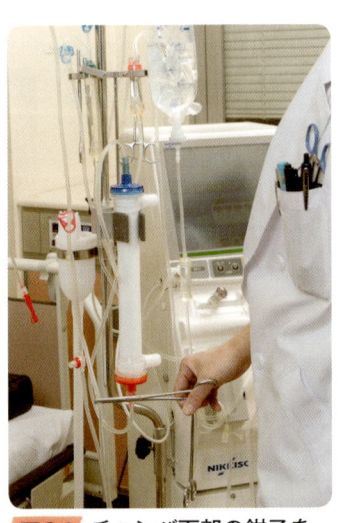

図24 チャンバ下部の鉗子をはずす

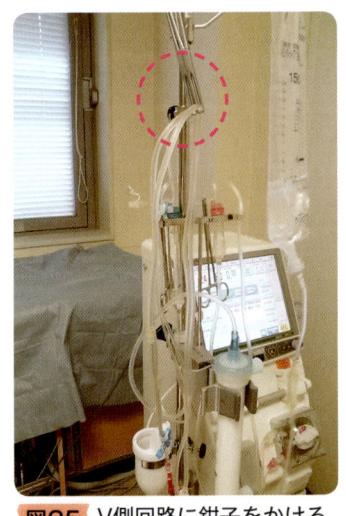

図25 V側回路に鉗子をかける

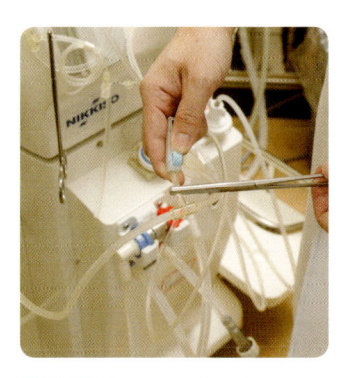

図26 クレンメを閉める

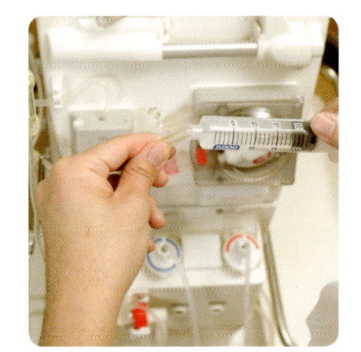

図27 薬液注入ラインに抗凝固薬を取りつける

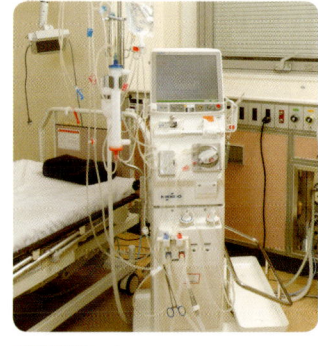

図28 プライミング終了

ドライタイプ

ドライタイプのプライミングはウエットタイプと違う部分だけ紹介します．

① ドライタイプはウエットタイプのようにダイアライザー内の滅菌精製水でAチャンバを満たすことができません．患者監視装置に回路をセットした後，エアが抜けるようにAチャンバは逆さまにしてプライミングを開始します（図29）．

② ドライタイプのダイアライザーの外側（透析液が流れる側）をプライミングする際には，透析液入口側ポートのキャップをはずし，中空糸から染み出してきた生理食塩液で満たします（図30）．

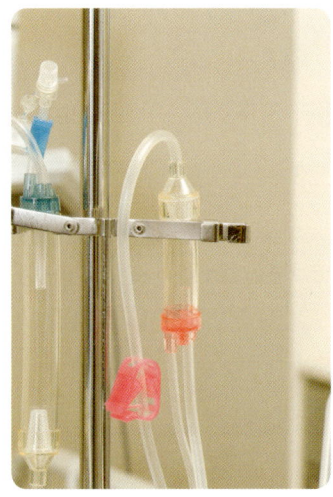

図29 Aチャンバは逆さまにセットする

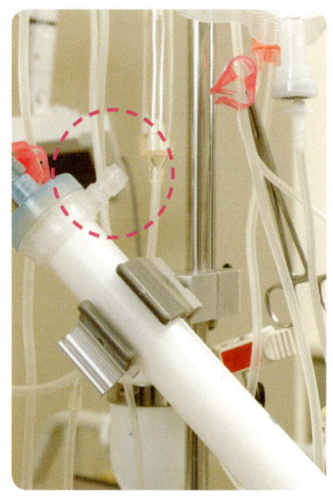

図30 プライミングしながらキャップをはずし，外側を満たす

ガスパージ

ダイアライザーと患者監視装置を接続し，ダイアライザーに透析液を充填します．

充填すると同時にダイアライザー外側の気泡を追い出します．

① プライミングが終了したダイアライザーの透析液入口・出口それぞれのポートと患者監視装置のカプラをつなぎます（図31）．

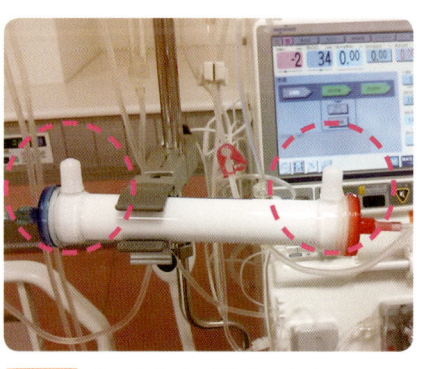

図31 ポートとカプラをつなぐ

第2章 透析療法の実際

②図32のように,ダイアライザーの透析液入口側(青側)と患者監視装置の透析液出口側カプラ(青側)をつなぎます.透析液出口側(赤側)も同様につなぎます(図33).
③接続が完了したらダイアライザーを反転させ,ガスパージを入れます(図34～36).

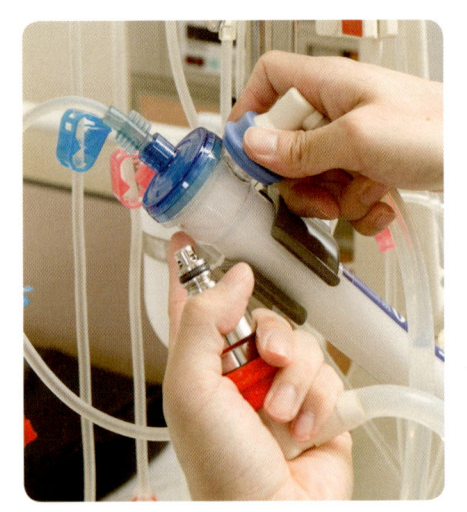

図32 入口側と出口側カプラをつなぐ

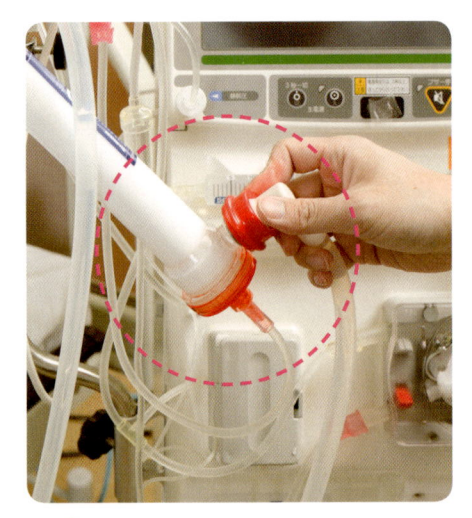

図33 透析液出口側にも同様につなぐ

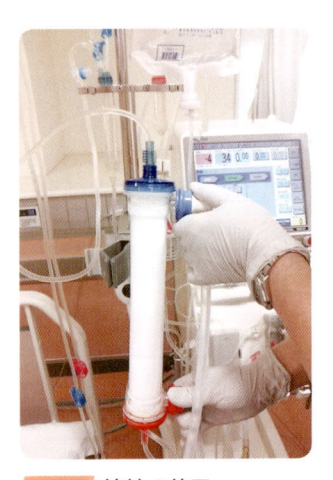

図34 接続の終了

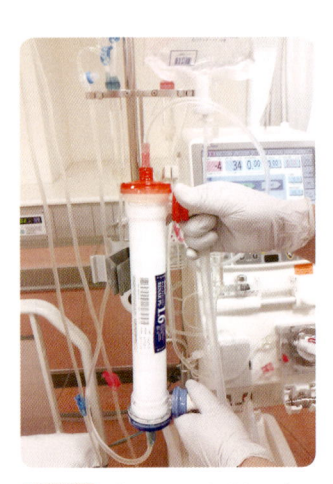

図35 ダイアライザを反転させる

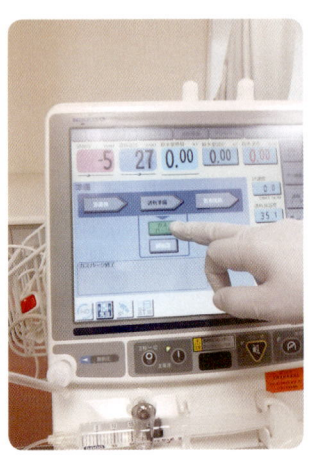

図36 ガスパージを入れる

ここでは透析患者入室時に観察すべき注意点について解説します．

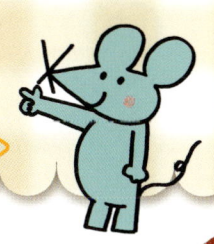

患者入室

入室時の観察

患者さんが入室するときは，患者さんの歩き方や，顔色，表情，話し方，呼吸状態，発熱の有無などを観察し，いつもと異なる点や気になる点がないか観察します．そのような点があった場合は，透析開始前に医師の診察を受け，透析条件の変更の必要がないかを確認します．

とくに出血徴候が疑われる場合は，抗凝固薬を使用することで出血を助長してしまい，危険な状況に陥ることがあります．そのため，日ごろから患者さんには透析間で何か異常があった場合は，前もって連絡するように指導しておく必要があります．

体重測定（図1）

体重測定は前回の透析終了時からの体重増加量（水分の増加量）を知るための重要なポイントです．体重測定により除水量が決定されるため，正しく測定されないと過除水や除水不足により患者さんに大きく負担をかけてしまいます．そのため体重測定は複数の目でチェックする必要があります．

また，体重測定時の服装は季節によって重量が変わらないように，できるだけ同じ条件で測定するよう指導することが大切です．日常生活動作（ADL：activities of daily living）や安静度によっては，車椅子ごと測定したり，スケールベッドで測定したりする場合があります．

体重測定前に確認

・体重計に触れているものがないか．
・体重計の下に異物が入り込んでいないか．
・ゼロ表示になっているか．

体重測定時

・患者名を確認する．
・着衣のポケットなどに入っているものはないか．
・スリッパや点滴・カテーテルなどの付属物は体重計に触れていないか．
・風袋設定と条件は同じか（コルセット，腹帯装着など）．

体重測定後の注意点

・体重測定後に排泄があった場合は再測定をします．また患者さんにも体重測定後に排泄があった場合は再測定が必要なことを指導しておきます．
・体重増加量がいつもと違うと思ったときは再測定します．
・増加が多すぎるときは，食べ過ぎ，飲みすぎがなかったか，便秘をしていないか，また，増加が少ないときは，体調不良や食欲不振はないか，下痢をしていないか，汗を多量にかいたかなど，患者さんと一緒に原因を考えます．

引用・参考文献は130頁を参照

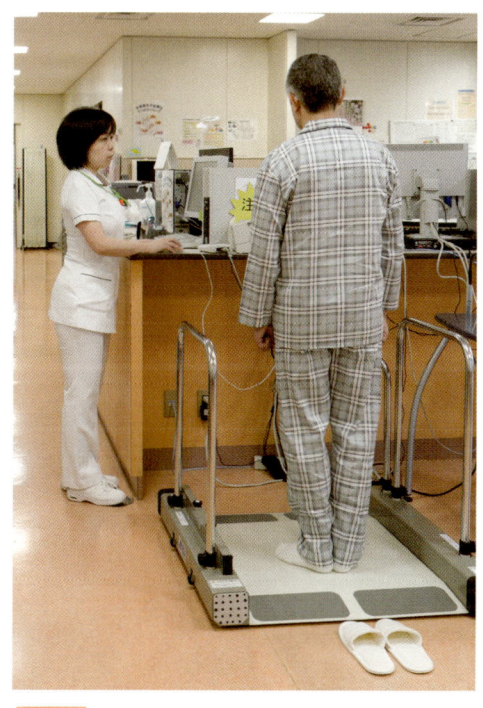

図1 体重測定

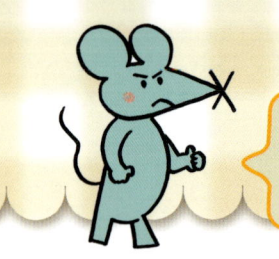

ここでは安全に透析を開始するための注意点について解説します．

✱ 透析開始準備

安全に透析を開始するために以下を観察します．

透析前の観察

①体重測定をしているか．
②透析開始前に内服指示がある場合，内服をしているか（リズミック®，ドプス®など）．
③透析開始前に実施指示のある検査が終了しているか（心電図，胸部X線，出血時間など）．
④透析開始時に採血があるか．
⑤患者さんの顔色，呼吸苦，発熱などの有無．
⑥開始前の回路点検が済んでいるか．

透析条件の設定

透析条件（当院で使用している透析計算シート，**図1**）が記入されている用紙を見て以下を確認します．

①患者名
②ドライウエイト
③回路分の生食300mL
④総除水量と時間除水量
⑤治療項目
⑥透析時間
⑦血流量
⑧抗凝固薬
⑨初回量
⑩自動IPオン
⑪ワンショット量
⑫持続速度量
⑬サブパック補液量と補液速度
⑭バスキュラーアクセス
⑮保護肢の有無
⑯穿刺針
⑰透析終了時に投与予定の注射薬

用語解説

リズミック®
一般名：アメジウムメチル硫酸塩．心不全治療に用いられる昇圧薬の1つ．

ドプス®
一般名：ドロキシドパ．パーキンソン病治療薬．

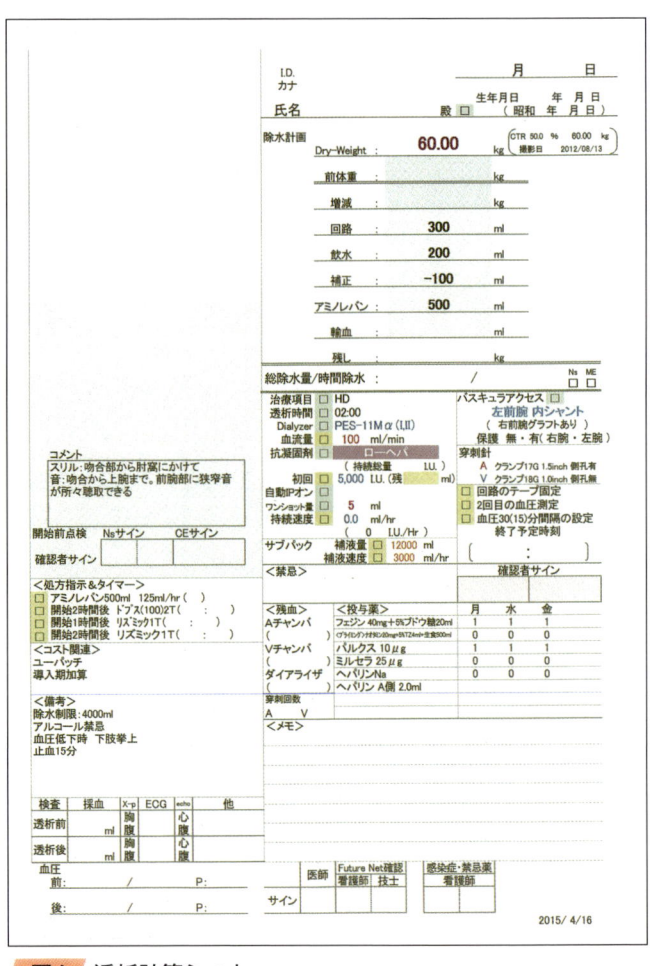

図1 透析計算シート

穿刺に必要な物品

以下の物品を用意します．

①内シャント（**図2**）
- アルコール綿（人工血管，動脈表在化は消毒綿棒）
- 穿刺針（14〜17G＜内径16〜19G＞）
- 駆血帯（2枚）

②長期留置カテーテル（**図3**）
- 消毒キット（10mL，ロック式シリンジ1本）

①と②共通（**図3**）
- グローブ1組（人工血管，動脈表在化は滅菌グローブ）
- 固定用テープ
- 聴診器
- ディスポーザブルシーツ 1枚
- 標準予防策（スタンダードプリコーション）のマスク，ゴーグル，ビニールエプロン（**図4**）
- 針捨て容器（**図5**）
- 医療廃棄物入れ（**図5**）

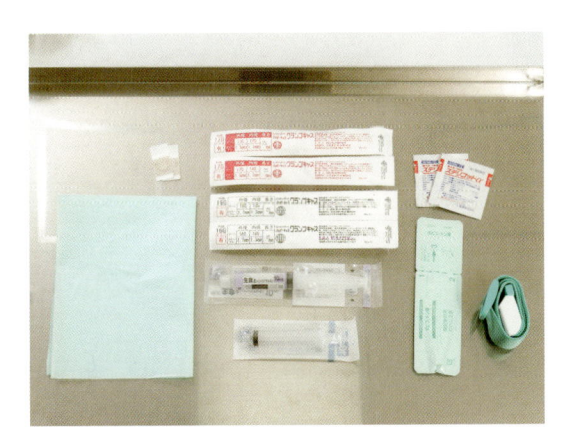

図2 穿刺物品

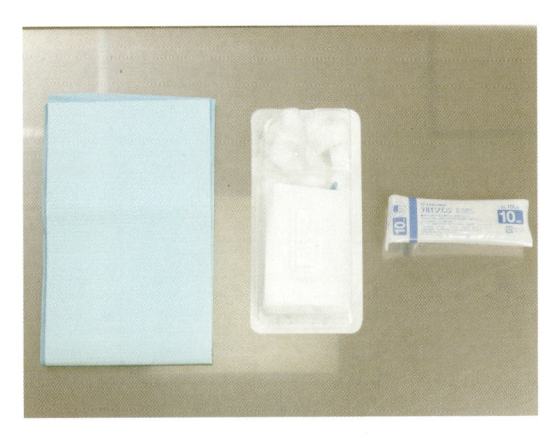

図3 カテーテル操作物品

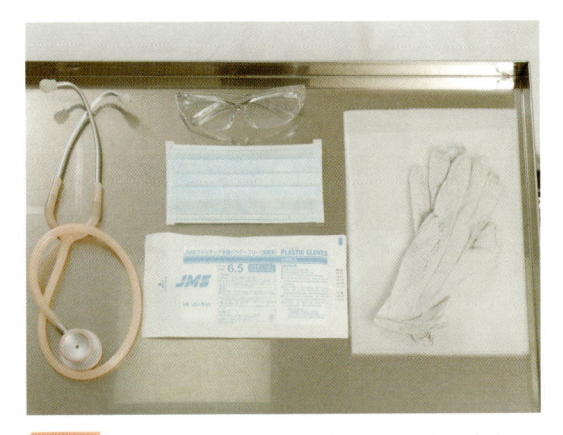

図4 スタンダードプリコーション物品と聴診器

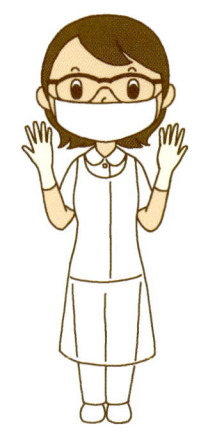

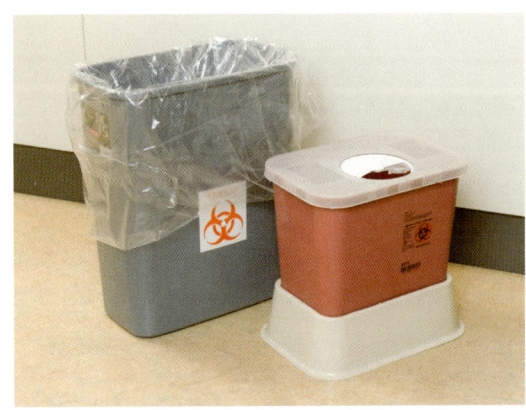

図5 針捨て容器と医療廃棄物入れ

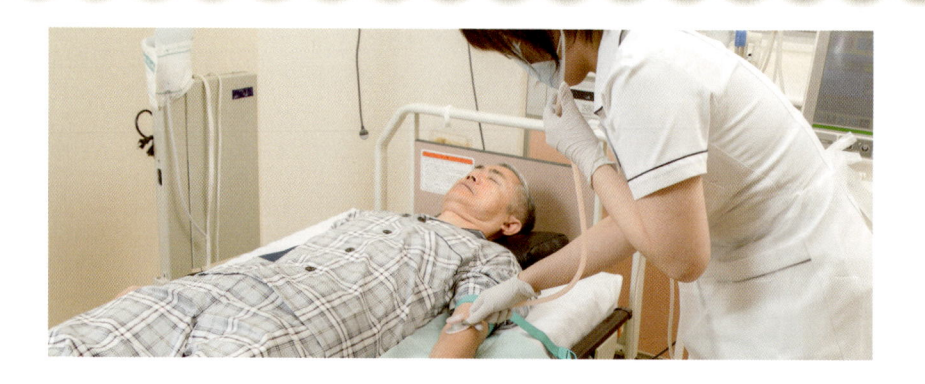

バスキュラーアクセスの観察

以下の項目を観察します．
① シャント音
- 吻合部から中枢に向かって聴診していきます（**図6** ①〜④）．
- **正常な場合**：ザーザー，ゴーゴーという音が聞こえます．
- **異常な場合**：ヒューヒューという高い音，拍動したドンドンとした音が聞こえます．
- 音の範囲は吻合部が最も大きく，腋窩へ向かうに従い小さくなっていきます．

② スリル
- 吻合部から中枢に向かって指で触り，血管の拡張の程度，血管の走行，拍動の有無と範囲を確認します．

③ シャント肢の浮腫，冷感，熱感，内出血の有無，前回の穿刺部位
- 血流障害や感染の有無を確認します．
- 観察後異常がみられた場合すぐに医師へ報告します．
- 医師の診察後透析可能であれば穿刺し透析開始となります．
- シャント狭窄の場合は早めにシャント造影，シャント血管内治療（PTA血管拡張術）を行います．
- シャント閉塞の場合は血栓除去術，再開通しない場合はシャント再建術を行います．
- シャント再建術後使用可能となるまでは，大腿静脈もしくは内頸静脈へ長期留置カテーテルを挿入し，透析を行います．

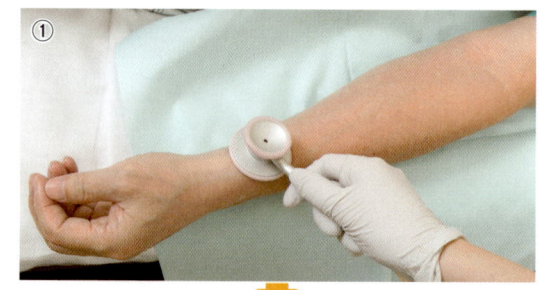

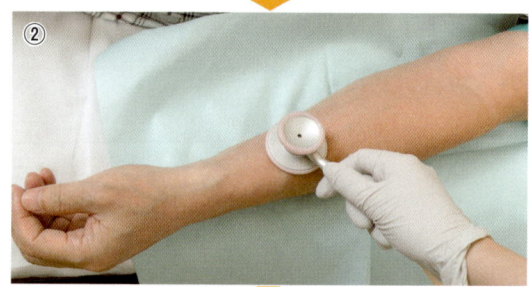

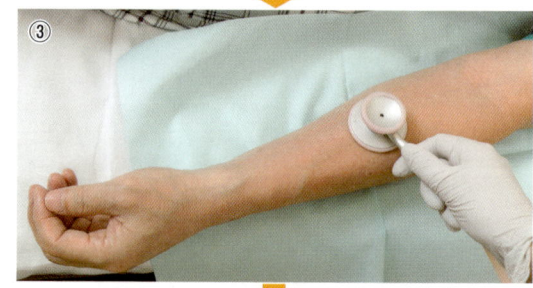

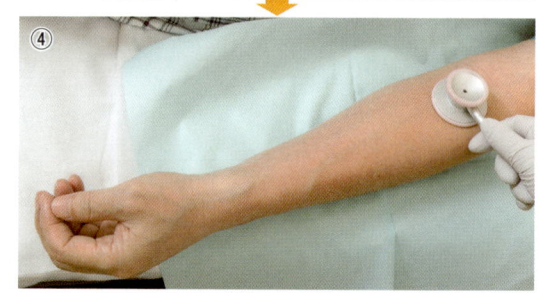

図6 シャント音の聴診

☀ 穿刺の手順

① 穿刺を行う者と穿刺の介助および透析用監視装置操作を行う者の2名で行います.
② スタンダードプリコーションを実施します.
③ 患者さんに穿刺することを告げ透析計算シート（**図1**）と透析用監視装置の画面を見ながらタイムアウト（当院のタイムアウト手順，**図7**）を実施します（**図8**）.
④ 穿刺前のタイムアウトを実施します.
⑤ タイムアウト後に穿刺者と透析用監視装置操作者それぞれが動きます.

❤ 確認項目
① 患者名
② 治療項目と透析時間
③ ダイアライザー
④ 抗凝固薬名，ワンショット量，自動スイッチON
⑤ バスキュラーアクセスの種類と部位
⑥ 保護する必要がある四肢

図7 血液浄化センター　タイムアウト（最終確認）手順

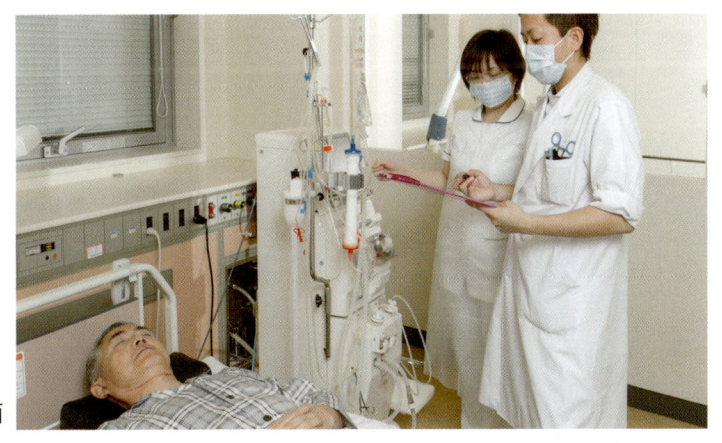

図8 タイムアウト場面

第2章　透析療法の実際

穿刺者
① スタンダードプリコーションを実施します．
② シャント肢と反対側の腕に血圧計を巻き（**図9**），測定後透析計算シートに記入します．
③ アルコール綿で消毒します（**図10**）．
④ 針が不潔にならないように取り出し，血管の走行にできるだけ平行に穿刺します（**図11①，②**）．
⑤ 外筒に逆血が見られたら内筒を固定しながら外筒を血管内に進めます（**図12**）．
⑥ 内筒を抜き針捨て容器に捨てます．
⑦ チューブ内に血液の拍動があることを確認します．

この動作を送血側のV（静脈）側，脱血側のA（動脈）側で行います．

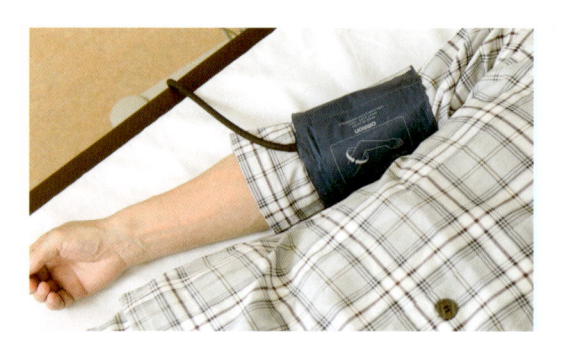

図9 血圧計

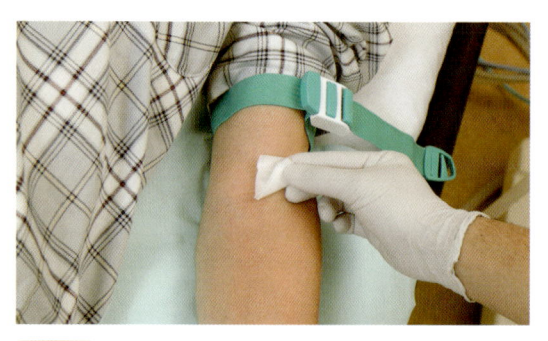

図10 アルコール綿で消毒

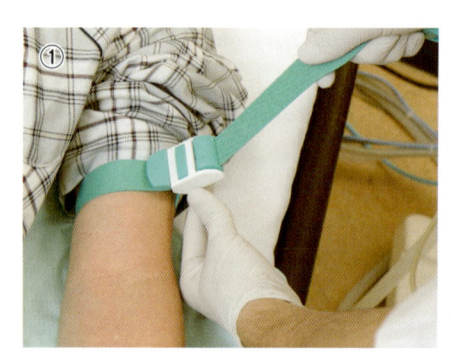

図11 針の穿刺

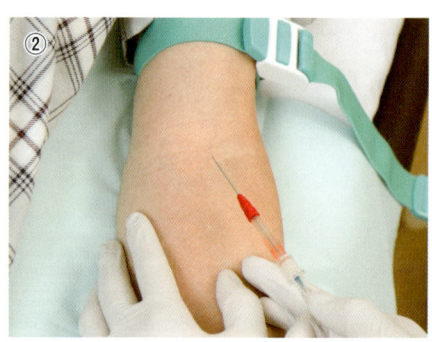

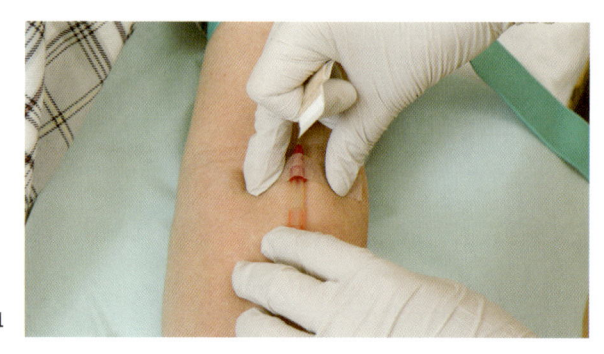

図12 逆血

送血側，脱血側が近いと再循環を起こすこともありますので，送血側は吻合部から遠い血管，脱血側は吻合部寄りの十分に脱血が取れそうな太い血管を穿刺部位に選択します（**図13**）．
　⑧V側回路から順に接続し，テープ固定を3か所以上シャント肢に固定します（**図14**）．
　⑨シャント肢へのテープ固定後残りの回路はベッドなどに固定します（**図15**）．
　⑩透析用監視装置操作者と運転後の確認を行います．

> ◆確認項目
> ①ダイアライザー反転
> ②血流量
> ③抗凝固薬の初回投与量と残液量・持続投与量と速度
> ④回路のテープ固定と開始直後の血圧測定と30分自動測定ONになっているか
> ⑤透析モード（HD，HDF，ECUMなどと終了時間）
> ⑥タイマーの有無（有の場合は設定します）
> ⑦総除水量と時間除水量

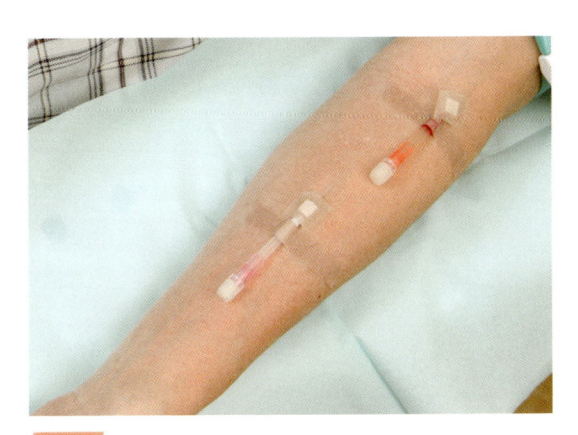

図13 穿刺部位に選択

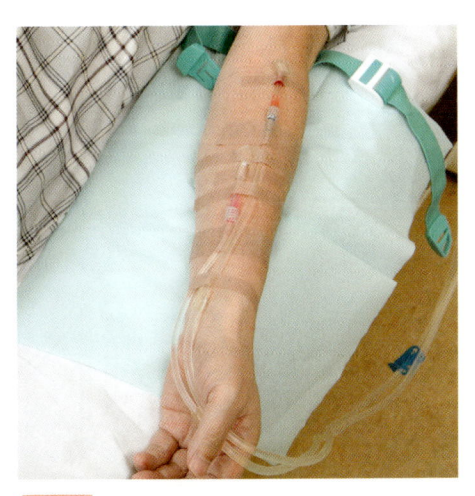

図14 テープ固定

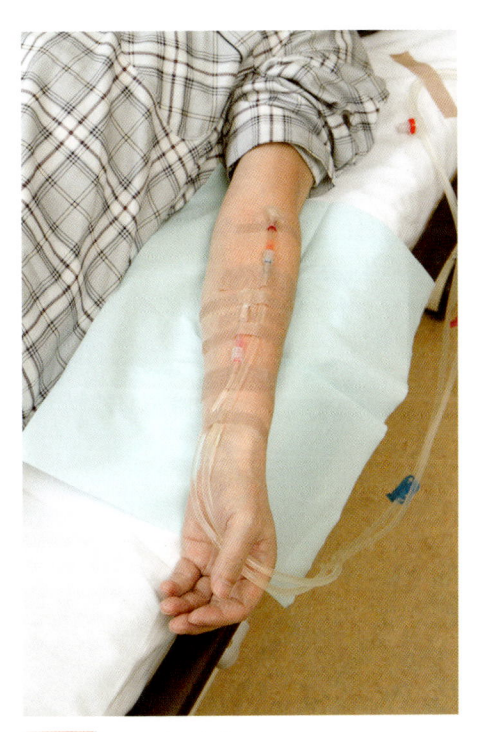

図15 テープ固定後

**透析用監視装置操作者(介助者)：
NTT東日本関東病院(当院)の場合**・・・・・

①スタンダードプリコーションを実施します．
②透析用監視装置を操作し患者に接続します．
③ディスポーザブルシーツをシャント肢の下に敷き，血管を確認しシャント音，スリルを確認し駆血帯を巻き，穿刺者の介助を行います．
④血圧測定を行います．
⑤透析用監視装置を操作しタイムアウトの入力を行います．
⑥血流を80mL/分へ下げます(穿刺部に異常がないか確認するため低流量から開始する)．
⑦穿刺者が穿刺したら針が抜けないようにテープを貼り，穿刺部には止血絆創膏を貼ります(2か所)．
⑧V側，A側が確保できたら穿刺者へV側回路から渡します．
⑨「Vです」と言って回路を渡し，接続を確認後シャント肢の母指と人差し指の間に回路を回し「開けます」と言ってクレンメを開けます(A側も同様)．
⑩「始めます」と言って血流ポンプをONにします．V圧急上昇，穿刺部腫脹，脱血具合，患者さんの気分不快，穿刺部痛などの有無を確認しながら，指示の血流量まで上げていきます．
⑪ダイアライザーのVヘッダーまで血液が満たら，穿刺者送信後運転ボタンを押します．
⑫開始直後の血圧測定を行います．
⑬ダイアライザーV側を手前にして反転させます(Vを手前に反転させる理由は，ダイアライザーのラベルを見やすくする，体内への空気混入を避ける，目詰まりを防ぐため)．
⑭穿刺者と一緒に運転後の確認を行います．

◆確認項目
①ダイアライザー反転
②血流量
③抗凝固薬の初回投与量と残液量・持続投与量と速度
④回路のテープ固定と開始直後の血圧測定と30分自動測定ONになっているか．
⑤透析モード(HD，HDF，ECUMなど)と終了時間
⑥タイマーの有無(有の場合は設定します)
⑦総除水量と時間除水量

　その後患者さんの血圧，穿刺部位の腫脹，痛みの有無を確認して穿刺介助終了となります．

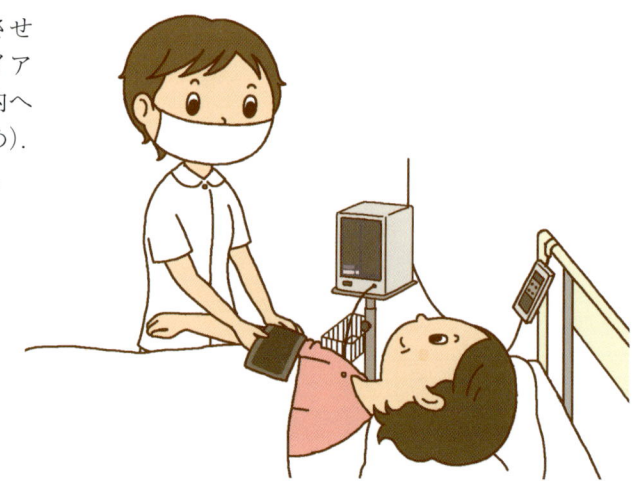

ここでは透析中の患者さんの状態観察とケアについて解説します．

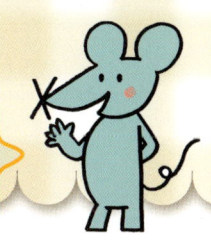

透析中の観察とケア

血液透析は血液の体外循環を要し，体液量の変化により循環動態は大きく変動するため，さまざまな症状が出現する可能性があります．患者さんが安全・安楽に透析を行えるよう，全身状態を観察し，前駆症状を見逃さず，症状出現時は早めに対処できるようにすることが大切です（対処方法は，「血液透析のトラブルとケア」の項参照）．

また患者さんによって症状や訴え方が違うため，事前に患者さんの状態を把握し，透析中の状況や日常生活など，患者さんの個々の問題点を視野に入れておくことが重要です．

患者さんの状態把握

バイタルサイン

意識レベル：いつもと変わらないか，会話が正常にできるかなどを確認します．

血圧：透析中は最低30分ごとに血圧測定をします（初回透析は15分ごとや必要時は適宜間隔を変えるなどの対応をします）．安定しているかを判断するため，患者さんの自宅での血圧，透析中の血圧の推移，降圧薬の内服状況などを把握しておくことが重要です．

また，血圧低下時に自覚症状が出現するか（時折自覚症状なく意識消失する患者さんがいるため）の確認も必要です．外来通院患者さんには，血圧ノートを毎回持参してもらい自宅での推移を確認します．

脈拍：脈拍数・リズムはどうか，自覚症状（胸痛・動悸など）がないかを確認します．不整脈出現など必要時は心電図モニタ観察下で透析を行います．既往歴に心疾患の有無を把握しておくことが大切です．

呼吸：呼吸数，呼吸状態，安楽に呼吸しているか，自覚症状や違和感などはないか観察します．

他覚的症状

血圧低下時に自覚症状がでない場合もあるため，他覚的な変化を見逃さないようにすることが大切です．顔色（顔面蒼白，口唇色不良など），発汗状態，チアノーゼ，意識レベルの低下はないかを観察します．

自覚症状

あくび，悪心・嘔吐，脱力感・頭痛などの出現はないかを確認します．また患者さんのちょっとした言葉や訴えにも耳を傾け，少しの変化も見逃さないようにすることが大切です．

除水計画

透析中の合併症を起こさないように除水計画（計算式は表1参照）を考えます．そのためには，透析経過をしっかり把握しておくことが大切です．

> ・体重増加量＝透析前体重−適正体重（ドライウエイト）
> ・総除水量＝体重増加量＋返血の生食量＋（必要時透析中の飲水量＋補液・輸血量）
> ・時間除水量＝総除水量÷透析時間

表1 目標除水量の設定

体重増加量推移の把握

体重増加がどのくらいで経過しているのか（少ないのか，多いのか）を把握しておくことで，その日の体重増加量が安全に透析を行える量なのかの判断基準となります．多い場合は，透析中の血圧低下や意識障害などの症状を招くことになります．本来は毎回透析ごとに適正体重で終了することが望ましいです．

体重増加が多い場合は，体外式限外濾過法（ECUM：extracorporeal ultrafiltration method）を併用するなどの対応が必要となります．

体重増加が少ない場合は，体調不良など原因検索が必要です．

透析中の血圧の推移
　ふだんの血圧の推移を把握することは，除水計画を行ううえでとても重要です．透析中の血圧が安定している人なのか，不安定な人なのかで，それぞれの対応を行います．
　たとえば，血圧が後半下がる傾向の人であれば，透析前半に除水を多くかける段階除水（プログラム除水）を計画するなどの方法もあります．またどの段階で血圧が下がりやすいかを把握しておけば，患者さんの様子を観察したり，血圧測定のタイミングを変えて，早期発見することができ，血圧低下予防対策を早めに行えます．

🌻 透析中の機械監視
　透析中は，透析装置が正常に作動しているか定期的に確認し，異常の早期発見に努めます（**図1～3**）．その際のチェック項目を**表2**に提示しますので，参照にしてください．

🌻 透析中の排泄介助
　透析患者は便秘傾向になりやすく，下剤内服により排便コントロールしていることが多いです．透析中の排便は，血圧低下をきたすことがあります．また周囲に人がいるため，配慮が必要です．
　できる限り内服調整して，透析中に排泄がないようにします．

排泄介助の実際
①ベッド上排泄（便器・尿器・おむつなど）
　・排泄物量を測定し，除水量を調整します．
②トイレでの排泄
　・離脱後血圧測定を行い，体動しても可能か判断します．
　・排泄中は，声をかけトイレの近くにいるようにします．
　・排泄前後で体重測定を行い，除水量を調整します．
　・離脱した時間によって，透析時間延長を行います．
離脱方法は「一時離脱時のケア」（66頁）を参照

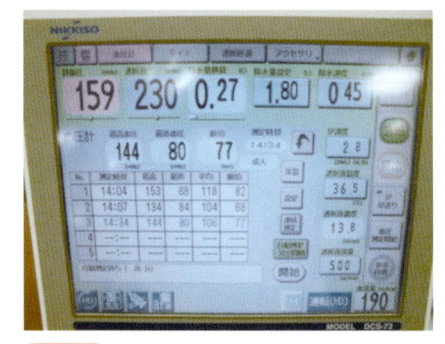

図1 各圧の確認　透析液温度など

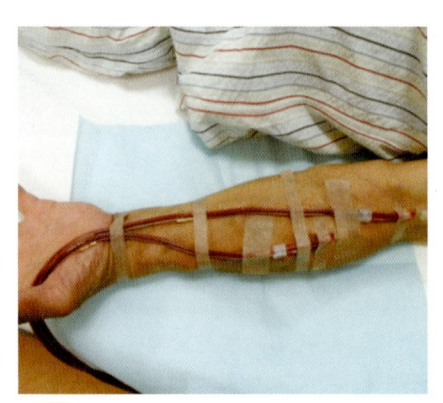

図2 穿刺部の確認

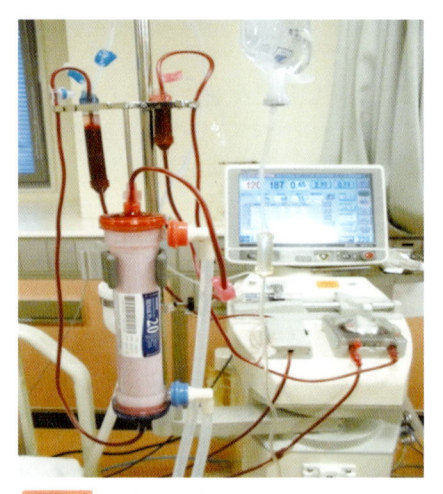

図3 回路内の確認

表2 透析開始後の点検項目

名称確認	患者名・抗凝固薬の種類とラベルの患者名・補液の種類とラベルの患者名 ダイアライザーの種類，A側が上に反転されているか
設定確認	治療モード（HD・HDF・ECUM）・血流量・抗凝固薬の初回投与量，持続投与量
除水設定	総除水量，時間除水量，現在除水量
血圧	透析開始前の血圧は除水計算シートに記載されているか 透析開始直後の測定はされているか 30分間隔の測定が設定されているか（透析導入初回は15分間隔）
透析液確認	透析液温度，透析液流量（500mL/分）
圧確認	静脈圧・透析液圧
時間確認	終了時間・タイマーの有無（有の場合正しく設定されているか）
接続部のゆるみの確認	ダイアライザーと回路・圧フィルター・抗凝固薬ラインとシリンジ 補液ラインと回路
液面確認	A側・V側チャンバー内の液面は適正か・凝血の有無
クランプ	チャンバーの枝のクランプ・ズレがないか，蓋は閉じているか 圧ラインモニタのクランプ開放・抗凝固薬のクランプ開放 生食のクランプを閉じているか
残量確認	生食の残量，抗凝固薬の残量（ワンショットを含む）
穿刺部確認	動・静脈穿刺位置，接続・穿刺部の腫脹，発赤，抜けかけていないか テープは正しい位置に固定されているか
回路内確認	回路内の気泡の有無・ピローのふくらみ
気泡検知器	セットされていて電源が入っているか
HDF	補液ラインに気泡検知器はついているか 補液ラインは正しくセットされているか（ねじれの有無，加温器のセット）
補液	補液量と速度

HD（hemodialysis：血液透析），HDF（hemodiafiltration：血液透析濾過），
ECUM（extracorporeal ultrafiltration method：体外限外濾過）

指導

 長期に安定した透析生活を送るためには，透析療法・薬物療法・食事療法などを日常生活のなかで効果的に行えるよう，患者さん自身の自己管理が重要になります（**表3**）．
 患者さんが自己管理に必要な知識を習得し，その知識を日常生活のなかで活かしながら治療を継続できるよう援助します．

表3　自己管理項目

- 透析治療の継続・通院
- 食事療法
- 薬物療法
- 血圧測定，体重測定
- バスキュラーアクセス管理
- フットケア
- 他科受診

患者さんの情報を把握

 まず患者さんが現状をどのように受け止めているかを把握し，どうすれば患者さんが病気とうまく付き合っていけるかを考えます．そのために，生活の様子を中心とした患者さん個々の把握が重要になってきます（**表4**）．

表4　必要な患者さんの情報

- 食生活：規則性，食事をつくっているのは誰か，外食の有無，飲酒の有無，嗜好品
- ご家族，社会背景と役割
- 病歴
- 透析療法に対する思い
- 治療に対する意欲
- 健康に対する考え方
- 趣味，人生設計
- 患者さんの能力（理解力，思考力，聴力，視力，日常生活動作）

患者さんにあった方法で指導

 患者さんの状態を把握したうえで，各患者さんに合わせて指導を行います．多くの患者さんは，今までの人生経験のなかで自分なりの管理方法を身につけています（良い悪いは別として）．そのため，「○○してはいけません」，「○○してください」など一方的に押しつけるような介入は効果的ではありません．
 透析は長期的に行う治療であるため，患者さんのふだんの生活をよく聞き取り，日常生活のなかで自己管理が行えるような介入をしていくことが必要です．
 たとえば，「○○はひかえたほうがいいが，これくらいまでなら食べても大丈夫」など，患者さんがそれならできそうだと思えることが大切で，患者さんが主体となって管理できるように，一緒に目標を考えていくことが重要になってきます．
 目標がうまくいったときは，その効果を患者さんが実感できるよう伝え，努力を褒めることを忘れないことが重要です．
 決めた目標がうまくいかない場合でも，できないことを一方的に指導するのではなく，患者さんとともにどうしたらできるかを考え，患者さんの自主性を尊重し，患者さん自身が自己決定できるような介入をすることが望ましいです．

家族支援

 長期にわたる闘病生活を支えるご家族は，患者さん以上に病状や自己管理の不安や負担，ストレスを感じていることが多いです．ストレスが重なると，患者さんの病状にも影響を及ぼします．そのためご家族を支援し，協力を得ることが必要です．
 ご家族への指導は，患者さんと同様の指導を行うとともに，積極的にコミュニケーションをとり，ご家族の悩みや不安に耳を傾けるようにします．また患者さんやご家族の負担を軽減できるように，社会資源の情報提供（詳細は「社会資源の活用」の項参照）などを行います．

ここでは透析終了時の操作（返血の手順と返血後の観察）について解説します．

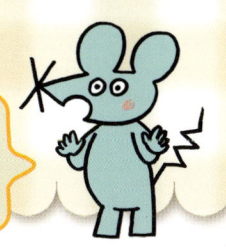

🌟 透析終了操作

透析が終了したら回路およびダイアライザー内の血液を患者さんに返します．
この作業を返血または回収といいます．

⚙ 必要物品（図1）

①手袋　②止血ベルト　③投薬

返血作業時は患者さんの血液が飛散することもありますので，感染を防ぐために手袋・ゴーグル・ビニールエプロンを装着します．

止血ベルトは穿刺部からの出血を抑えるために用いますが，患者さん自身が止血する場合もあります．

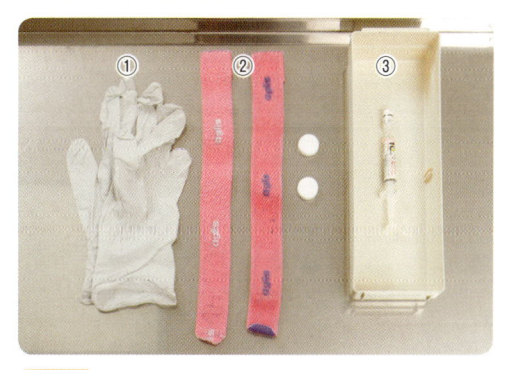

図1 必要物品

返血を行う際の注意
- 返血で最も大切なことは，安全に透析を終了させることです．
- そのためには患者さんの状態を観察することが大切になります．患者さんは透析終了に近づくにつれ除水が進み血圧が低下しやすい傾向にあります．血圧を見ながら返血を行っていきます．
- また透析終了時の採血や投薬の有無も確認します．

⚙ 返血の手順　　返血の手順を紹介します．

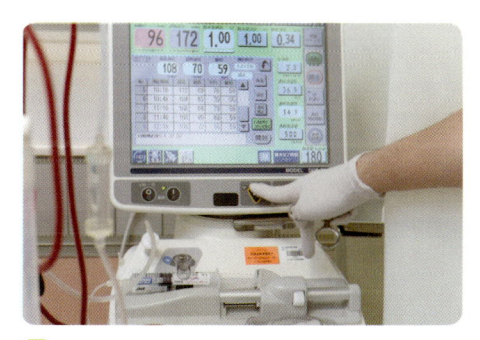

①終了アラームを消します．

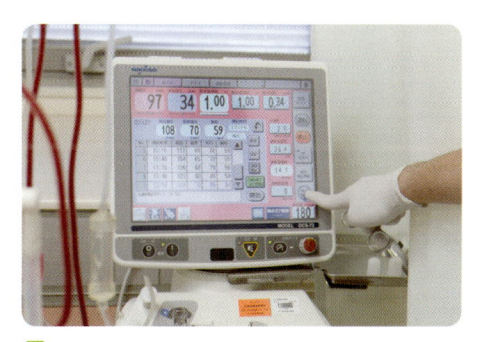

②血液回収モードに切り替えます．

　　　　　　　続く

第2章　透析療法の実際

続き

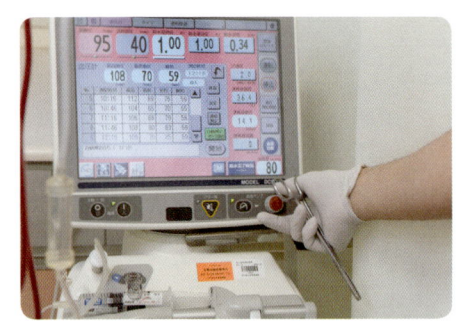

③ 血液流量を下げます．

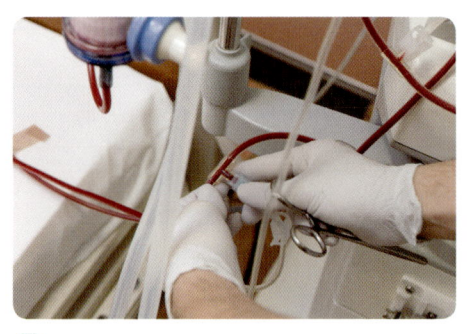

④ 生食ラインのクレンメを開けます．

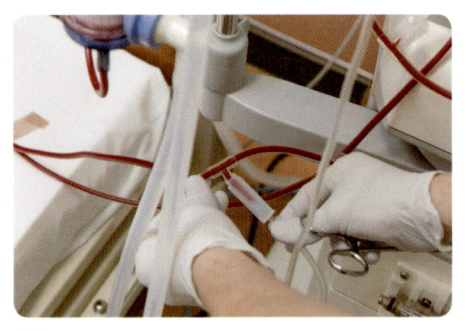

⑤ 回路と生食ラインの接続部でうっ滞していた血塊をポンプ側に送り出します．

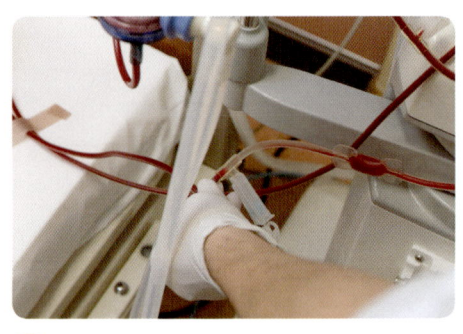

⑥ 患者側脱血回路に血塊がいかないように注意します．

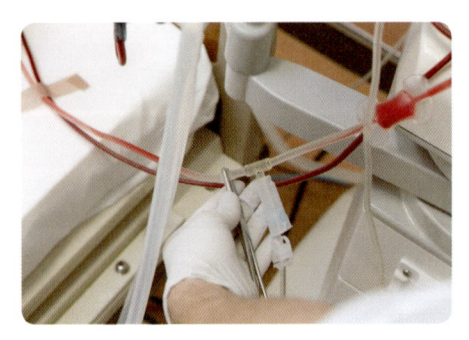

⑦ 脱血側回路内の血液がある程度患者さんに返ったところで，脱血側回路に鉗子をかけます．

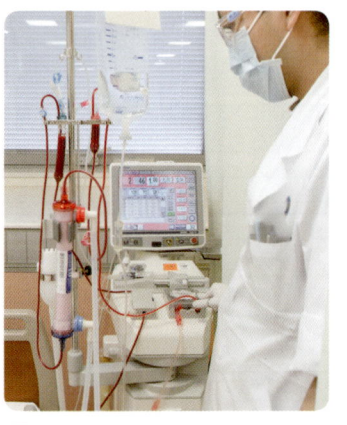

⑧ 血液ポンプを回し回路内の血液を患者さんに返していきます．

⑨ 投薬があれば静脈側アクセスポートより投与します．このとき，患者さん側に空気がいかないように注意します．

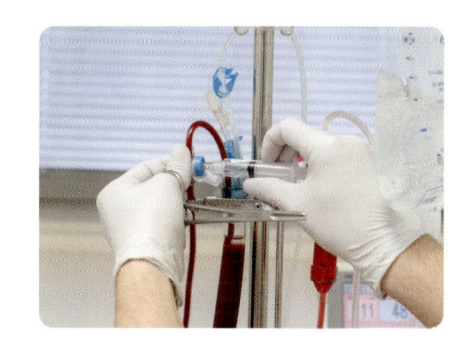

⑩ 回路およびダイアライザー内の血液を生理食塩液300mL程度で患者さんに返血していきます．

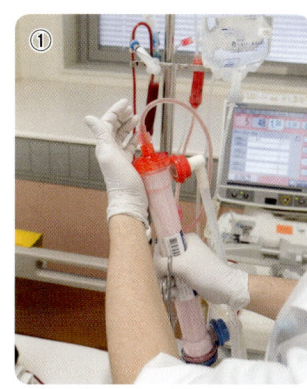

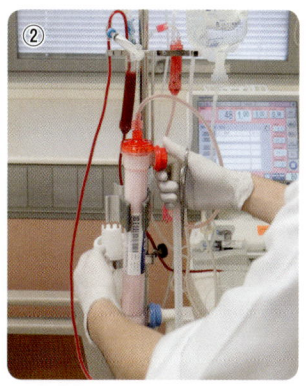

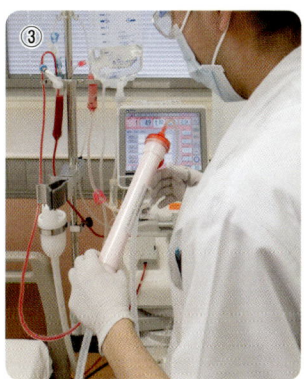

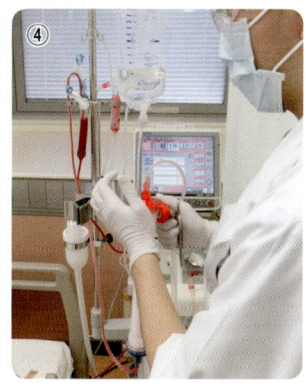

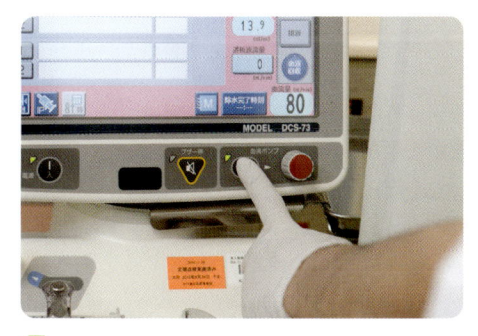

⑪ 返血が完了したら血液ポンプを止めます．

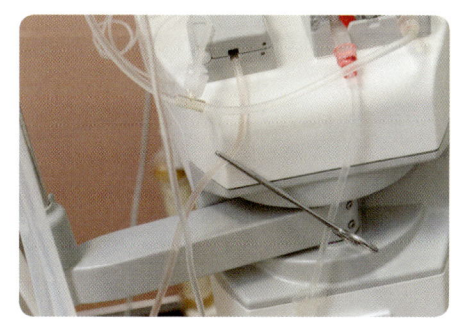

⑫ 返血側回路に鉗子をかけます．

第2章 透析療法の実際

返血終了後の観察

止血

止血(図2)とは，抜針時における血液の出血を防ぐことです．血管の針穴と皮膚の針穴には少しずれがあるので，血管の針孔を中心に圧迫するようにします．穿刺針を血管から抜針後ただちに圧迫します．止血時間は10分を目安にします．

①自己血管内シャントの止血

自己止血が可能な患者さんには止血指導を行い自己止血を行い，自己止血できない患者さんには止血ベルトで対応します．

自己止血は，1本の指での止血では皮下に広範囲な出血を起こしやすいため，第2～4指の3本をそろえて圧迫するよう指導します．出血をおそれるあまり，抜針の瞬間強く圧迫しすぎると血流を遮断してしまい，シャント閉塞の原因となったり，早くゆるめると出血が起こったりします．

抜針直後は，シャントのスリルを感じる程度の力で圧迫し，5分後くらいから徐々に圧迫をゆるめることを勧めています．慣れるまでは十分な指導を行います．

止血ベルト使用時は，止血後圧迫が強すぎないかシャントのスリルを確認します．また患者さんには出血していないか確認するよう声をかけます．

②人工血管の止血

人工血管は血腫ができやすく詰まりやすいため，当院では看護師が用手圧迫を行っています．血流を感じながら，最初の2,3分はしっかり押さえ(血腫をつくらないようにするため)，その後やさしく押さえること(詰まらないようにするため)が大切です．再出血のときのために，患者さんには止血方法の説明を繰り返し行っています．

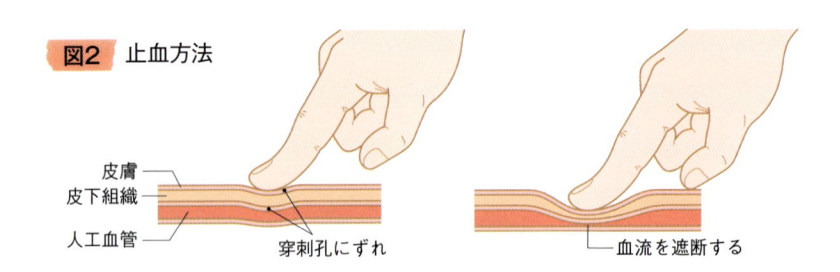

図2 止血方法

皮膚
皮下組織
人工血管
穿刺孔にずれ
血流を遮断する

バイタルサインの測定

透析時の除水による血圧低下，また高齢者や糖尿病患者などの合併症を併発している患者さんの血管変性からくる起立性低血圧やそれに伴う症状・転倒など，透析後も患者さんの循環動態は変動しやすいためバイタルサインの十分な観察が必要になります．当院では，止血終了後に最終のバイタルサインの確認を行います．

起立性低血圧予防には，段階的にベッドアップし身体を少しずつ慣らしていきます．最終血圧は，患者さんに合わせ端坐位や立位での血圧測定を行います．

シャント音の観察

透析時のバスキュラーアクセス穿刺による刺激や止血時のトラブルより透析後も必ずシャント音を聴取し，透析前と変化がないか確認します．患者さん自身にも帰宅後シャント音を聴取するよう指導します．

体重測定

透析前と同じ条件で測定し，目標除水が達成されているか確認をします．大幅に目標除水と異なる場合は，その原因を追究する必要があります．

環境整備・退室

高齢者は透析後の血圧変動により転倒のリスクが高いため,患者さんが通る通路に障害物を置かない,床が濡れていないかなどを確認します.

1人で通院することが困難な場合は,ご家族やヘルパー,介護タクシーなどの手配をするように勧めています.

後片付け

使用済みのダイアライザー,血液回路は残血が流れ出ないよう閉鎖状態にして,プラスチック製の感染性廃棄物容器(図3①)に廃棄します.穿刺や止血などで使用した物品は,血液汚染の可能性のあるものとして,すべて感染性廃棄物として処理します(図3②).

リネン類は患者さんごとに交換することが望ましいです.できない場合は,シーツは粘着テープでほこりを除去します.感染症患者使用のベッドや血液汚染している寝具は必ず交換します.

枕や血圧計,ベッド柵は,血液汚染にかかわらず0.5%次亜塩素酸液で浸したガーゼで拭いています.

引用・参考文献は130頁を参照

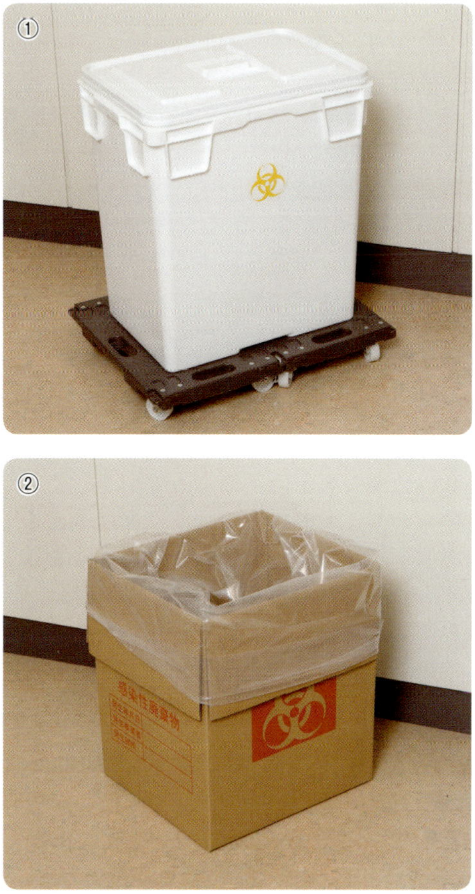

図3 感染性廃棄物容器
a:鋭利器材用
b:専用段ボール箱

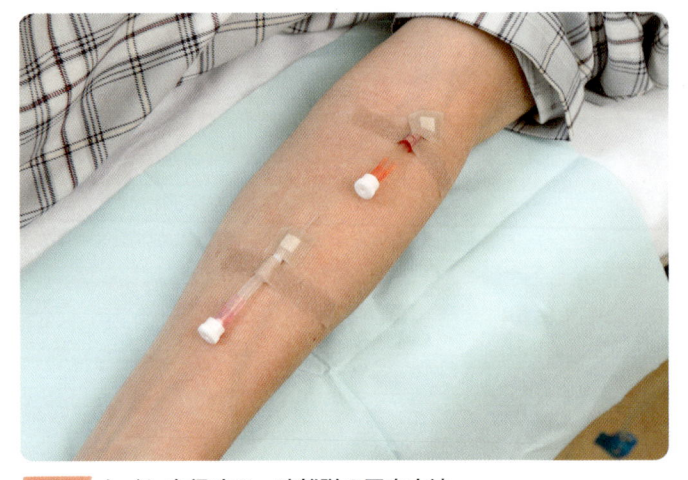

一時離脱時のケア

ここでは，透析中に一時的に透析機器より離脱する方法を説明します．

透析患者は下剤を服用することが多いため，透析中に便意を催さないような調整が必要です．しかし，それでも便意を催すことがありますので，そういった場合は基本的にベッド上で行うことになります．しかしながら，遠慮や羞恥心などからどうしてもトイレに行きたいという患者さんもいます．そのため，一時的に離脱を行う必要があります．

便意は急激な血圧低下によって引き起こされる場合もありますので，離脱前に血圧測定をして血圧低下はないか，気分不快はないかを確認します．離脱時は穿刺針を留置してあるため，ゆるみがないようにキャップを閉め，また患者さんの動作により針が抜けることがないよう，シャント肢にできるだけ密着するようテープで固定します（図1）．

排泄の際は，急激な血圧低下の可能性があるため，看護師は必ず付き添います．患者さんには穿刺針が留置されたままであることを伝え，シャント肢の扱いに注意するよう指導します．排泄の前後で体重測定を実施し，透析再開時には排泄分の重量を除水量から引いて調整を行います．

トイレに行っているあいだは透析時間に含まれないので，終了時間が延長することを患者さんに伝えます．

また，排泄以外でも透析開始後に脱血不良や穿刺部周囲の腫脹などによる静脈圧上昇などで継続困難となる場合があり，このようなときも一時離脱を行うことがあります．

図1 トイレ歩行時の一時離脱の固定方法

ここでは透析中に一時的に透析機器より離脱する場合のケアについて解説します.

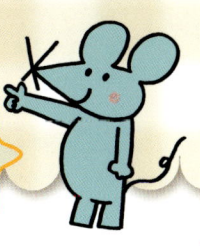

透析の一時離脱の方法

①処置開始時にはスタンダードプリコーションを実施します.
②必要物品(**図2**)
　・キャップ2個：三方活栓
　・生食注シリンジ：10mLシリンジ
③手順(**表1**)：患者側介助者と透析監視装置側介助者の2人で行うことが望ましい.
④患者さんから離れる前に，もう一度静脈圧，テープ固定，血流量，透析運転になっているかなどをダブルチェックします.

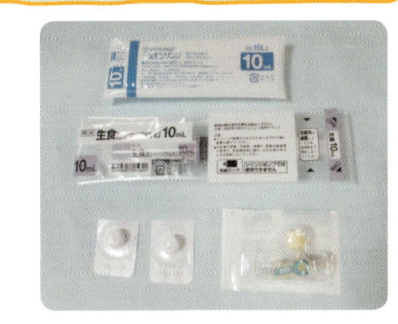

図2 一時離脱時の必要物品

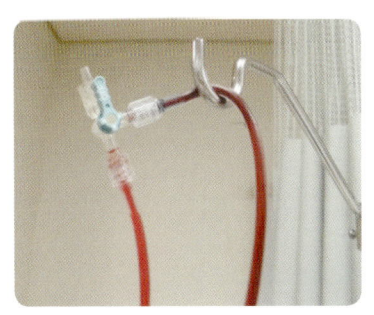

図3 一時離脱時の三方活栓の使用方法

表1 一時離脱の手順

患者側介助者	透析監視装置側介助者
回路固定用のテープをはがします.	透析停止し返血モードにします. 血流量を80mL/分程度に下げ，血液ポンプを停止します. 静脈圧が下がったのを確認し，静脈側回路と動脈側回路に鉗子をかけ，患者側介助者に伝えます.
穿刺針のクランプチューブ部分に鉗子をかけ，動脈側，静脈側のそれぞれの回路を穿刺針よりはずし，透析監視装置側介助者に渡します.	患者側介助者より，はずした静脈側と動脈側回路を受け取り，それぞれ三方活栓に接続します.
針先に生食を充填しキャップで蓋をします.	回路内で循環できるように三方活栓を開け，回路にかけた鉗子2本をはずし，血流50mL/分程度で血液ポンプを回します(図3).
<透析を再開するとき> 離脱をするときと同様にクランプチューブ部分に鉗子をかけキャップをはずします．静脈側はシリンジで血液を吸引し，血栓の有無を確認したうえで，透析監視装置側介助者より回路を受け取り穿刺針に接続します.	血液ポンプを止め，静脈側・動脈側回路に鉗子をかけ三方活栓から回路をはずし，静脈側，動脈側に注意し患者側介助者に渡します.
新しいテープでしっかり固定します.	2か所の鉗子をはずし，血液ポンプを回し，静脈圧の急上昇に注意しながらすみやかに血流量を指示量まで上げ，運転ボタンを押し透析を再開します.

身体症状のトラブルとケア

血圧低下

原因

血液透析ではしばしば血圧の低下が起こることがあります．その原因として**表1**が考えられます．

観察

血圧低下を早期に発見するため透析中は血圧測定を30分ごと（初めての透析では15分ごと）に行います．血圧測定の間隔は患者さんの状態に合わせて調節します．とくに除水が進む透析後半では突然血圧が低下することがあるので，測定間隔を短くすると血圧低下を早期発見できます．

患者さんの自覚症状として冷汗，眠気，悪心，腹痛や便意を訴えることもあるので患者さんの訴えをよく聞き，同時に顔色，口唇色が悪くないかも観察します．

対応

まず除水を止め，医師に報告します．医師の指示に従って**表2**のことを行います．

表1　血圧低下の原因
①体外循環に伴う循環血液量の減少
②除水を行うことで循環血液量が減少するため間質から血管内への水の移動が起こります．このことをプラズマリフィリング（plasma refilling）といいます．このプラズマリフィリングのスピードが除水速度より遅くなってしまうと結果的に循環血液量が減少し，血圧低下が起こることがあります
③透析患者は糖尿病や動脈硬化が進んでいることが多いです．このため末梢血管の収縮障害があり，循環血液量が減少しても末梢血管を収縮させることができないことから血圧低下が起こることがあります
④糖尿病や動脈硬化がある患者では冠動脈疾患，心臓弁疾患などの心疾患があることもあり，心機能低下による血圧の低下が起こることがあります
⑤降圧薬の内服薬剤アレルギーにより血圧低下が起こることがあります
⑥ドライウエイトが低すぎると結果的に除水過多となり，血圧低下が起こることがあります

表2　血圧低下時の対応
①下肢の挙上．ただし肺うっ血が著明な場合や低心機能の患者さんの場合は，かえって状況が悪化する場合があるので注意が必要です
②生理食塩水の負荷
③血流量を下げる
④除水量の変更（ドライウエイトの変更）
⑤降圧薬の中止
⑥透析の中止
⑦メチル硫酸アメジニウムの使用

そのほか透析間の体重増加が多いと1回の除水量が多くなるため，血圧低下を招くことになります．

日ごろの飲水量や食事内容を把握して，適宜食事や飲水についての指導を行い，透析間の体重増加を目標内（中1日ではドライウエイトの3％増加，中2日ではドライウエイトの5％以内の増加に抑える）にすることで，血圧低下を防ぐことができます．

ここでは透析中の血圧低下，不均衡症候群，出血，筋痙攣，アレルギーなどのトラブルケアについて解説します．

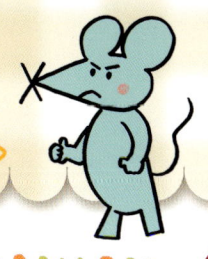

不均衡症候群

原因
透析開始前は尿素や電解質が体内に貯留していますが，血液透析開始後はこれらの物質が除去されます．このとき血液中の物質の濃度変化に比べて細胞内の濃度変化のほうが遅れてしまいます．とくに脳は血液脳関門で物質移動が制御されているため，尿素や電解質の濃度が濃くなっています．

したがって，脳脊髄液の浸透圧が上がり頭蓋内圧亢進が起こり，さまざまな症状を引き起こします．

観察
血圧の変動を伴うこともあるため定期的に測定します（通常は30分ごと）．

患者さんの自覚症状としては脱力感，頭痛，悪心，嘔吐，いらいら感，筋肉の痙攣があります．

対応
嘔吐があった場合には，誤嚥しないように体位を変え医師に報告します．医師の指示に従って**表3**のことを行います．

表3　不均衡症候群の対応

①透析の効率を下げる
②吐き気，頭痛に対して制吐剤，頭痛薬を投与する
③透析の中止

出血

原因
透析中の針孔からの出血，針が抜けたために起こる出血，透析終了後，止血不良による針孔からの出血があります．また透析回路の接続不良による回路からの出血も考えられます．

透析では抗凝固薬を使用するため出血が助長されるので注意が必要です．シャント肢で内出血が起こるとシャントが閉塞する危険性があります．また回路からの出血の発見が遅れるとショック症状を起こすおそれもあります．

観察
透析中は穿刺部を定期的に観察します．穿刺時は針の固定をしっかりと行い，回路の固定は余裕をもって行います．透析運転開始後，回路に圧がかかるため接続部がゆるんだり，はずれたりすることがあります．運転後に回路の接続部を確認し，ゆるみがある場合は締め直します．

対応
透析中穿刺部の針孔から出血している場合は，中に出血していないかどうか（腫脹してこないかどうか）を確認し，ガーゼなどで圧迫します．そのとき脱血側では圧迫により脱血が悪くなっていないかどうか注意します．送血側では針先がシャントから抜けている場合があるので，静脈圧と患者さんが疼痛を訴えていないかどうかを確認します．それでも止血できない場合は針の刺し直しも考慮します．

内出血が認められる場合はシャントの圧迫を防止するため，内出血した部分を冷却し内出血が広がらないようにします．

患者さんの急な体動に備えて穿刺部はしっかりと固定し，血液回路はループをつくるなどして余裕をもって皮膚に固定します．

回路のゆるみからの出血に関してはただちに回路の接続をし直します．血圧を測定し出血後の患者さんの状態を観察します．

透析終了後の針の抜去部は止血を確認するとともに腫脹の有無を確認します．シャント音やグラフト音を確認し，バスキュラーアクセスの狭窄，閉塞がないかを確かめます．

以上の処置を行った後医師の指示に従って，**表4**のことを行います．

また日ごろからシャント肢の保護を徹底するように指導したり，病院外で出血したときのために自己手押さえを指導しておきましょう．

表4　処置後の医師の指示

①抗凝固薬の減量
②止血剤の使用
③補液や輸血などショックに対する治療
④透析の中止

筋痙攣

原因
透析による血圧低下や末梢循環血液量の低下により筋肉への酸素供給量が減少することによって，筋肉の痙攣が起こることがあります．また電解質のバランスが変化することによって筋肉の興奮性が高まり筋肉が痙攣することもあります．

観察
筋痙攣が起こっている場所を確認するとともに，血圧を測定して全身状態が変化していないかどうかも観察する．

対応
痙攣している部分をマッサージし，血流を増やすとともに温罨法を行います．医師の指示に従って**表5**のことを行います．

表5　筋痙攣への対応

①電解質を確認し，低カルシウム血症があればカルシウム製剤を投与する
②血流量や除水量を下げる
③ドライウエイトの見直し
④生理食塩水の負荷
⑤漢方薬の使用

アレルギー

原因
透析治療の場合，抗凝固薬に対するアレルギー反応が出ることがあります．そのほかにダイアライザーや血液回路，穿刺針を異物として認識した場合，アレルギー反応を起こします．重篤な場合はショック症状に陥ることがあります．

観察
以下のアナフィラキシー症状がないかどうかを観察する（**表6**）．

表6　アナフィラキシー症状

①皮膚の瘙痒感，蕁麻疹
②顔面，口唇の浮腫
③悪心
④嗄声（させい），喘鳴（ぜんめい），呼吸困難
⑤気管支痙攣，気道浮腫
⑥血圧低下

対応
アナフィラキシー症状が出た場合は，すぐに透析を中止し回路内の血液は破棄します．看護師は血圧を測定し，低い場合は下肢の挙上を行います．至急医師に報告をして，指示に従って**表7**のことを行います．

表7　アナフィラキシー症状への対応

①気道の確保，気管内挿管
②エピネフリンの筋肉内注射
③副腎皮質ホルモン剤，抗ヒスタミン薬の投与
④必要に応じて蘇生を行う
⑤抗凝固薬の変更
⑥ダイアライザーの変更
⑦滅菌方法の異なる器材の使用（高圧蒸気滅菌でアレルギーがある場合はガンマ線滅菌の器材を使用する）

空気混入

原因
穿刺針の固定不足や血液回路の接続部のゆるみ，生理食塩水の充填不足，返血時の操作ミスなどが考えられます．

観察
血液回路内に気泡がないか確認します．チャンバーの液面が低下したり，ダイアライザーのファイバー内に空気が入るため白くなることもあります．また患者さんの体内に空気が入ってしまった場合には，表8の症状が出ることがあります．

表8 体内に空気混入した場合

①咳，呼吸困難，胸痛
②痙攣
③血圧低下，意識レベル低下

対応
空気が患者さんの体内まで混入してしまった場合には，血液ポンプを止め医師に報告，指示を受けます．左側臥位にして頭を下げ下肢を挙上して（トレンデレンブルグ体位，図1），必要に応じて酸素吸入，蘇生を行います．

トレンデレンブルグ体位にするのは，大静脈に混入した空気が脳内に入るのを防ぐためです．また空気を右心房内にとどめることで，肺循環への空気の混入を防ぐこともできます．空気の混入が血液回路内に限定している場合には，血液ポンプを止め返血側のラインをクランプし空気混入の原因を解除してから透析を再開します．

空気の混入は人為的ミスで起こることが多く，血管内に空気が混入すると肺動脈を閉塞するなど重篤な空気塞栓をまねき死に至る場合があります．気泡検知器を必ずセットし血液回路の接続にゆるみがないか，運転後に複数の目で確認する必要があるでしょう．

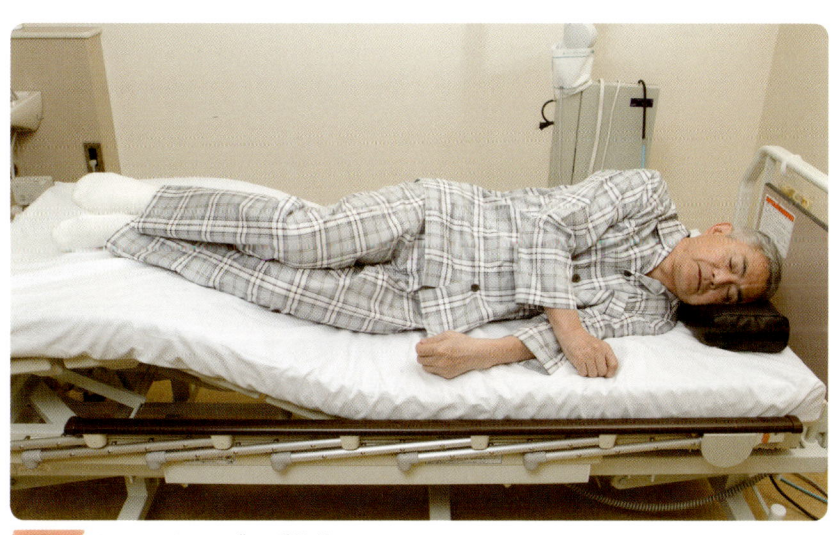

図1 トレンデレンブルグ体位

機器に関するトラブルとケア

透析用監視装置には異常や故障を報知するためにさまざまな警報がついています．そのうち看護師が透析運転中によく操作する警報には次のものがあります．

静脈圧上昇

原因：返血側穿刺針の異常

針先が血管壁に接触している．針先が凝血している．返血側穿刺部位の血液の漏れがある，など．

器械の状態

静脈側チャンバーの液面上昇．静脈圧の上昇．

観察

穿刺部の腕，回路の屈曲や圧迫がないかを確認します．返血側穿刺部位の腫脹がないかを確認します．

対応

針先の位置を調整．返血側の穿刺針に5mLの注射器をつけて陰圧をかけ，凝血がないかを確認します．血液が漏れている場合は針の刺し直しを行います．

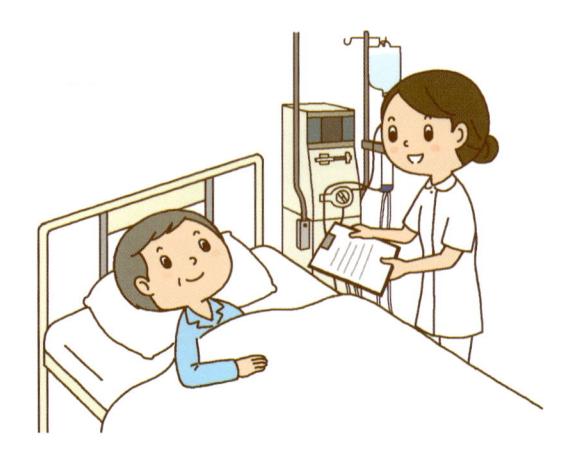

静脈圧低下

原因

脱血不良(バスキュラーアクセスの血流が不足している，血管の狭窄や発達不足があるなど)，血液回路の接続はずれがある．血液回路の屈曲がある．穿刺針の固定が不良である．穿刺針や血液回路が凝血している．穿刺ミスによる血腫を形成している，などがあります．

器械の状態

穿刺部付近の血液回路に気泡がつく．ピローが十分に膨らまない．静脈圧が低下する．V側チャンバーの凹みがある．

観察

穿刺側の腕や血液回路の屈曲がないかどうかを確認します．穿刺部の固定に異常はないか．穿刺部に腫脹はないか，シャント音は良好であるか確認します．穿刺針や血液回路の中に凝血はないかどうかを確認します．血液回路の接続はずれがないか，接続がゆるんでいる部分からの出血がないかを確認します．

対応

血流を下げます．穿刺側の腕や血液回路の屈曲を解除します．脱血側の穿刺針に5mLの注射器をつけて陰圧をかけ凝血がないかどうか確認します．バスキュラーアクセスの血流が不足している場合には駆血をすると血流が得られる場合があります．ただし駆血はあまり強く行うと，逆にバスキュラーアクセス閉塞の原因になるので注意が必要です．

ここでは透析中の透析機器に関するトラブルとケアについて解説します．

🔧 気泡混入

原因

血液回路内に気泡が混入する．穿刺針の固定不足，血液回路との接続のゆるみ，血液回路の破損，脱血の不良などが原因となります．

器械の状態

血液回路内に気泡がつきます．回路の接続不良部分や，破損部分から空気が入り回路内で気泡が形成されます．気泡検知器は通常動脈側，静脈側に1つずつモニタします．

観察

気泡混入が血液回路内のみか，患者の体内に入ったかを確認します．患者の体内に気泡が混入した場合は「身体症状のトラブルとケア：空気混入」の項（71頁）を参照してください．

対応

空気が血液回路内にとどまっている場合は，血液ポンプを止め，静脈ラインをクランプし空気を除去して運転を再開します．患者の体内まで空気が混入した場合は「身体症状のトラブルとケア：空気混入」の項（71頁）を参照してください．

いずれの警報も患者の観察，原因の検索，除去を行った後，透析の運転を再開します．患者のそばを離れる際には指示通りの条件で運転されているかコンソールの画面を確認し，血液回路のゆるみ，閉塞がないことを確認するようにします（**図1，2**）．

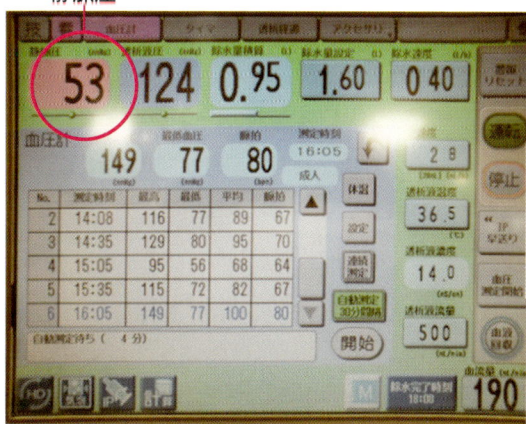

図1 コンソールの画面（静脈圧の表示位置）

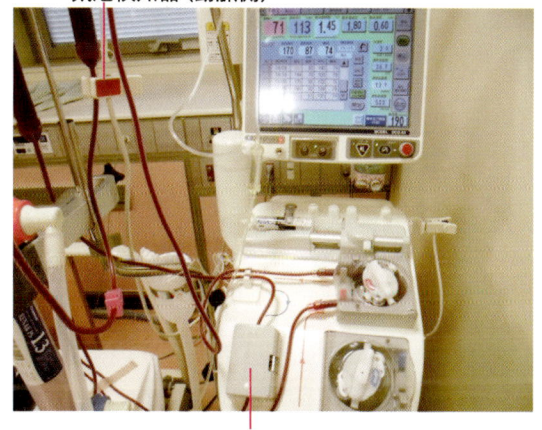

図2 コンソールの全体（気泡検知器の位置）

5 腹膜透析① CAPD（持続可動式腹膜透析）

開始の準備から終了までのフローチャート

腹膜透析（PD：peritoneal dialysis）とは

わが国では，末期腎不全患者の約95％が血液透析，約5％が腹膜透析を導入しています．

腹膜透析は腹腔内にカテーテルを挿入・固定し，一部は皮下を通して外に出し，このカテーテルの先に透析液の入ったバッグをつないで，腹腔内に透析液を注入し，数時間後にバッグ内に注入した液を戻す透析方法です．

腹膜の中には毛細血管が走っているので，腹膜を介して毛細血管内血液と透析液とのあいだで物質交換が行われます．

腹膜透析と血液透析（HD：hemodialysis）の比較は**表1**のとおりです（75頁）．透析導入は腹膜透析で開始したほうが残腎機能も保持され，腹膜透析の利点を最大限に活用できるという「PDファースト」という考え方があります（**図1**）．

医療者側より腹膜透析に関して十分な情報提供を受けずに，自動的な血液透析導入になることは避けるべきです．腎代替療法の利点と欠点を十分に説明し，患者さんの同意のもとに治療法を選択することが重要です．

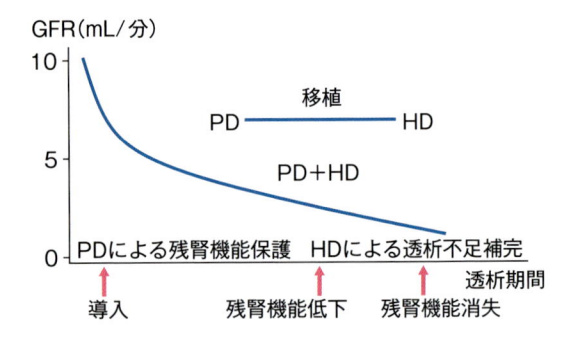

図1 残腎機能と包括的腎代謝療法

開始の準備から終了までのフローチャート

① 腹膜透析療法の適応かどうかの判断，説明と同意

表1のように腹膜透析の利点と欠点を理解し，十分な説明をして同意を得ます．

禁忌は，腹膜炎の既往，ヘルニア，腰痛・大腿骨頭壊死，10個以上の大腸憩室，横隔膜欠損，人工肛門，高度の知的障害，精神障害といわれています．

相対的禁忌は，腹部の手術歴，コントロール不良の糖尿病，高齢で家族の理解や協力が得られないこと，バッグ交換を行う場所がない，操作手順が守れない，依存心が強い，自己管理の意識がないことなど，とされてきました．

しかし，PDの適応・禁忌はコンセンサスが得られていないため，各医療機関の判断に委ねられています．

② 腹膜透析カテーテル留置術を行う

まず腹膜透析カテーテル留置術を行います．カテーテル留置術は手術室で行い，経腹直筋的（透析液で腹圧上昇によるヘルニア予防）にカテーテルを挿入します．PDカテーテルの挿入術は**図2**，挿入後のカテーテルの構造は**図3**のようになります．

用語解説

被囊性腹膜硬化症
（EPS：encapsulating peritoneal sclerosis）

透析液によって肥厚した腹膜に腸管が巻き込まれ癒着し，イレウス症状を呈する症候群です．

腹膜透析療法で最も重篤な合併症であり，食事摂取困難などをきたし2年生存率5～6割程度と予後不良です．

予防が最も大切で，高濃度の透析液使用をなるべく控えます．8年以上の腹膜透析期間，除水不全の持続，血清排液，腹膜の石灰化，持続的な炎症反応上昇，難治性腹膜炎がある場合や，腹膜平衡試験（PET：peritoneal eqilibtation test）を定期的に行い，高度の腹膜の劣化が進行していると判断された場合には，腹膜透析を中止し血液透析への移行を検討します．

ここでは腹膜透析（CAPD）開始の準備から終了までのフローチャートを提示します．

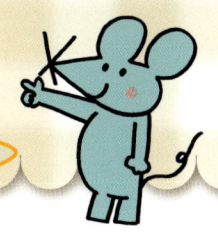

表1 血液透析と腹膜透析の特徴

	血液透析	腹膜透析
アクセス	主に内シャント	腹膜透析カテーテル
透析頻度	週3回，1回3～5時間	6～8時間/回あるいは24時間持続
通院負担	週3回	月1～2回
患者による手技	ほとんどなし	1日2～4回のバッグ交換・機械操作
身体への負担	シャントによる心負担・ASO病変悪化，透析中の血圧低下	タンパク質喪失，血糖上昇
食事制限	カリウム，塩分，水分制限が厳しい	塩分制限程度でゆるいことが多い
透析に伴う苦痛	穿刺時の疼痛あり，透析中は一定の姿勢しかとれない	腹部膨満感
認知症患者	透析中の付き添いや抑制・鎮痛薬が必要なことも	カテーテルの損傷行為に注意する
透析治療の確実性	高い	個人差が大きい
残腎機能への影響	保持しにくい	保持されやすい
その他	－	腹膜炎，出口部感染症，被嚢性腹膜硬化症（EPS）*が起こることがある

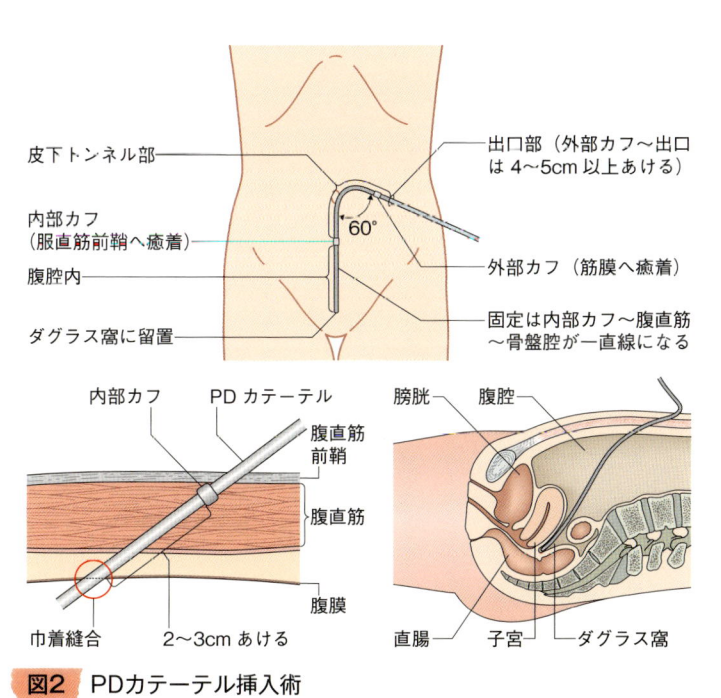

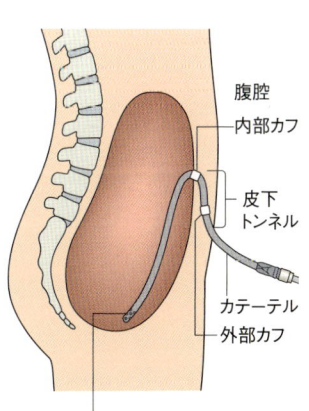

第2章 透析療法の実際

図2 PDカテーテル挿入術

- 皮下トンネル部
- 内部カフ（腹直筋前鞘へ癒着）
- 腹腔内
- ダグラス窩に留置
- 出口部（外部カフ～出口は4～5cm以上あける）
- 60°
- 外部カフ（筋膜へ癒着）
- 固定は内部カフ～腹直筋～骨盤腔が一直線になる
- 内部カフ
- PDカテーテル
- 腹直筋前鞘
- 腹直筋
- 腹膜
- 巾着縫合
- 2～3cmあける
- 膀胱
- 腹腔
- 直腸
- 子宮
- ダグラス窩

図3 カテーテルの構造

- 腹腔
- 内部カフ
- 皮下トンネル
- カテーテル
- 外部カフ

先端はダグラス窩にまで達している．先端は透析液が出やすいように多孔になっている．

③ 導入
腹膜透析導入が推奨されるのは，慢性腎臓病(CKD：chronic kidney disease) stage 5であること，たとえ尿毒症がなくてもGFRが6mL/分/1.73m²未満とされています．

カテーテル挿入後は少量の透析液を注・排液し，透析液に腹腔内を慣れさせる作業を行い，1週間後に本格的な貯留に移行します．

④ 透析液の注・排液やバッグ交換
透析液の注・排液のときにカテーテルとバッグを接続することで腹膜透析を実施していきます(**84頁参照**)．通常，1日4回繰り返します．この際にバッグ交換は無菌的に操作することが重要で，紫外線を照射する方法，熱でチューブを接合する方法があります(**図4**)．

透析液は**表2**のとおり，さまざまな透析液があります．ブドウ糖濃度の異なるものあり，それぞれにカルシウム濃度が高いものと低いものがあります．さらに用量も異なります．ブドウ糖濃度が高いほうが浸透圧も高く，多く除水ができますが，早く腹膜を傷めてしまうので注意が必要です．

⑤ 消毒方法の指導
皮膚の細菌によって，腹膜炎や皮下トンネルに感染を起こさないように十分な指導と注意が必要です．とくに"カテーテル出口部の消毒"は重要です．**表3**に消毒の手順例を示します．

表2 腹膜透析液配合成分表

組成および特性	ダイアニールN® PD-2/PD-4		ミッドペリック®/L			ペリセート® N/NL		スティセーフバランス® 2/1			エクストラニール® (イコデキストリン)	レギュニール® H Ca/L Ca		
	1.5	2.5	135	250	400	360	400	1.5	2.5	4.25		1.5	2.5	4.25
ブドウ糖 (g/dL)	1.36	2.27	1.35	2.50	4.00	1.55/1.60	2.27/2.32	1.36	2.27	3.86	0	1.36	2.27	3.86
Na^+ (mEq/L)	132		135			132		132			132	132		
Ca^{2+} (mEq/L)	3.5/2.5		4.0/2.5			4.0/2.3		3.5/2.5			3.5	2.5		
Mg^{2+} (mEq/L)	0.5		1.5/0.5			1.0		0.5			0.5	0.5		
Cl^- (mEq/L)	96/95		105.5/98			102/98.3		95			96	100		
乳酸イオン⁻ (mEq/L)	40		35/40			35/37		40			40	10		
重炭酸イオン⁻ (mEq/L)	—		—			—		—			—	25		
pH	6.5～7.5		6.3～7.3			6.5～7.5		6.8～7.4			5.0～5.7	6.8～7.8		
浸透圧 (mOsm/L)	346/344	396/395	353/350	417/414	500/497	358	398	346/344	396/395	485/483	282	346/344	396/395	484/483

(不動寺美紀：CAPDの適応基準とシステム．基礎からわかる透析療法パーフェクトガイド(篠田俊雄ほか監修), p.232, 学研メディカル秀潤社, 2011をもとに作成)

表3 カテーテル出口部の消毒の手順

① まず石けんで手を洗ったのち，出口部を観察する．滲出液（じくじくした透明な汁）や膿は出ていないか，赤くなったり，はれていないか，押して痛くはないか，透析液はもれていないか，などを確認する．もちろんカテーテルの裏側（体に接する側）もよく観察する．もしそのようなことに気づいたら早めに病院に連絡し指示を受ける．

② 石けんでカテーテルの周囲を洗う．そしてなるべく勢いのよいシャワーなどで石けんを洗い落とす．

③ 渇いたタオルでよく水分をふく．

④ カテーテル出口部から「の」の字を書くように綿棒などを用いて外に向かって消毒液（一般的にはポビドンヨード＜イソジン®＞）をすりつける．その半径は約5cmぐらいが適当．このときいったん外側に向かった綿棒は決して内側に戻してはいけない．カテーテルの内側（見えにくい側）の皮膚も注意深く消毒する．

⑤ 消毒液が乾いたのを確認し，出口部をガーゼや専用のドレッシング剤（透明なフィルム状の絆創膏）でおおい，最後に絆創膏でとめる．

⑥ 接続チューブの定期交換
接続チューブは定期交換（3～6か月ごと）が必要で，この交換は医療者が実施します（図5）．

⑦ 測定と記録
体重，血圧，尿量，バッグ交換の時間帯，要した時間，透析液の種類，除水量，排液の性状などを毎回手帳に記録する必要があります．これらは自己管理のためだけでなく，診療や看護指導への貴重な情報源となります．

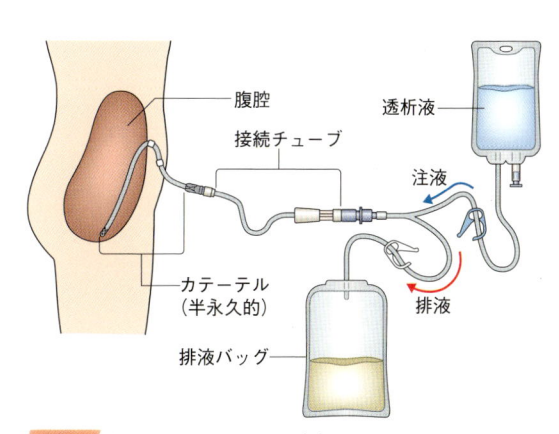

図5 CAPDシステムの1例

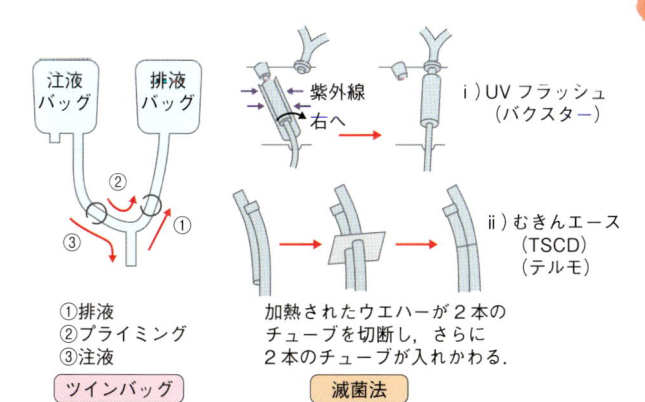

図4 ツインバッグの仕組みと滅菌法

（宇田晋ほか：腹膜透析（CAPD）の実際．やさしい透析患者の自己管理 改訂版（秋澤忠男編），p.21，医薬ジャーナル社，2007）

⑧ 栄養管理・食事療法

血液透析と腹膜透析それぞれの食事療法の基準，p.110の**表1**に示しています．腹膜透析は血液透析と比べて残腎機能が保たれやすくカリウム排泄が良好なためカリウム制限が緩和しやすいです．塩分制限は必要なものの，水分制限が比較的ゆるいですが，残腎機能が低下してくれば制限は必要となります．

⑨ 適正透析の目標

総Kt/V 1.7が国際腹膜透析学会にて推奨されています．腹膜平衡試験を年に1～2回定期的に実施し，腹膜機能の評価を行いながら，処方の見直しを行うことが大切です．

⑩ 合併症の評価

カテーテル関連感染症：出口部〜皮下トンネル感染が起こりうる．カテーテル出口部からの排膿により診断します．多くはブドウ球菌が原因菌で抗菌薬によって治療します．反応に乏しい場合には皮下トンネル切開，カテーテル抜去を検討します．定期的な診察で，出口部に赤み，痛み，膿の有無，カフの位置に変化がないか観察します．カテーテルに破損やゆるみがないか注意することも重要です（**図6**）．

◆その他の注意事項

糖・脂質代謝への影響

透析液中にブドウ糖が含まれ1日約70～200gが吸収されるため，糖や脂質代謝に影響します．その分の食事エネルギーは少なくする必要があります．

血清アルブミンの低下

排液中へのタンパク喪失は6～12g/日あり，血清アルブミンが低くなりやすいです．

排液の異常

脂肪の多い食事摂取によって，排液中の脂質濃度が上昇して排液が白く濁ることがあります．

女性の場合は，月経直後に排液が赤くなることがあります．

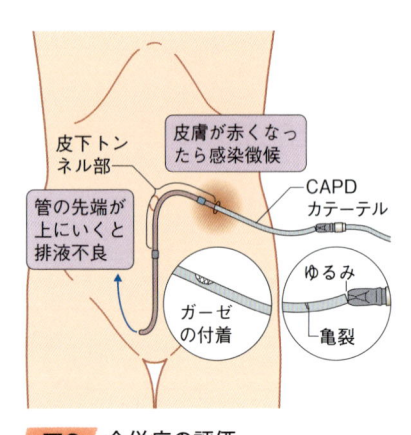

図6 合併症の評価

ここではCAPDのための環境整備，必要物品の準備を示します．

環境整備，必要物品の準備

環境整備

腹膜炎などの感染症を防ぐため，バッグ交換を行う場所の環境を整えることはとても重要です．

1. バッグ交換に適した場所を準備します．
   - バッグ交換を行うのに十分な大きさの机とひじ掛けのない椅子を用意します．また，手動式のバッグ交換の場合，机の上にあるものを取るときに，前かがみになると接続チューブ先端を汚染する可能性があるため，机や椅子の高さに注意が必要です．
   - バッグ交換場所に照明など明かりが行きわたるようにします．

2. 清潔な環境を整えます．
   - 掃除が行き届いた環境を準備します．
   - 子どもやペットなどは，予測外な行動を起こし，安全にバッグ交換ができない可能性があります．また，雑菌をもっている可能性があるため，バッグ交換中は部屋に入らないように気をつけます．
   - 風があると，落下菌が舞って腹腔内に侵入して感染症を起こす可能性があるため，窓やドアは閉め，冷暖房などの空調は直接あたらないようにします．

必要物品の準備（図1）．

① 接続機：機械を使用してバッグ交換するものです．

② 加温器：透析液を適温に加温するものです．メーカーによって大きさは違いますが，だいたい2～4袋の透析液が入る大きさです．

③ 透析液：医師の処方に合った透析液を用意します．

④ 排液確認用の下敷き：排液後の透明度を確認するものです．

⑤ 交換キット：バッグ交換が終了したときに使用するキャップなどが入っています（左：手動用，右：機械用）．

⑥ CAPD（持続可動式腹膜透析）手帳と筆記用具：注排液量やバイタルサイン，体重，検査データなどを記録するものです．CAPD外来受診時に医療者がCAPD手帳を確認して，日々のCAPD状況を把握します．

⑦ 保温カバー：加温器で温められた透析液が，排液中に冷めないように保温するカバーです．

⑧ はかり：注・排液の量を測定するときに使用します．バネばかりと台ばかりのどちらか使いやすいほうを選択します．

⑨ スタンド：注排液のときに使用します．注排液の速度は落差で決まるため，スタンドの高さを調節します．在宅では，ハンガーやS字フックなどでも代用が可能です．

⑩ 時計：注排液にかかった時間を確認するために使用します．

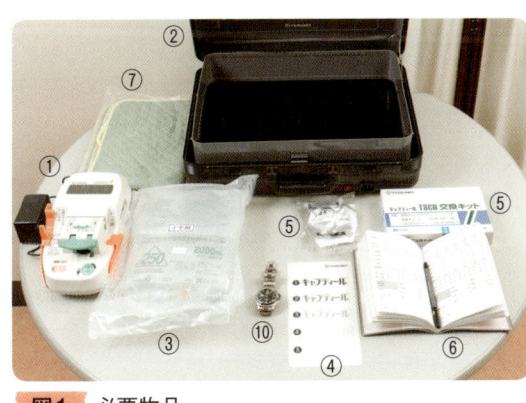

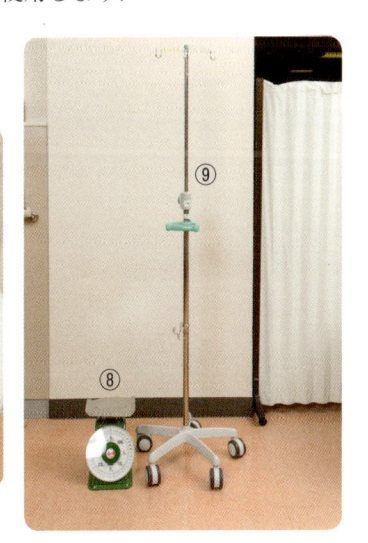

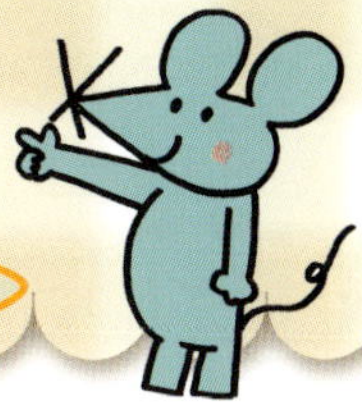

図1 必要物品

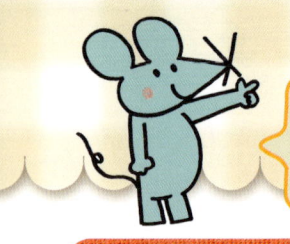

> ここではCAPDのための透析液の準備を示します．

★ 透析液の準備

◉ 手洗いとマスクの装着

手洗い（図2）

手についている細菌を，石けんと水道水で洗い流すことで感染を防ぎます．

- 手を洗う前に指輪や腕時計などの装飾品をはずします．
- 手洗いをしたあとは，ドアノブや自分の顔，髪などに触れて不潔にならないように気をつけます．
- 患者の状態に合わせて，擦式消毒用アルコールなどを使用することも考慮します．また，手洗いと擦式消毒用アルコールなどを併用すると効果的です．

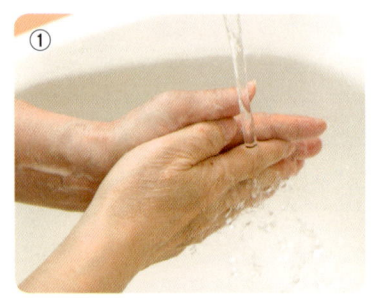

① 流水で手指をぬらします

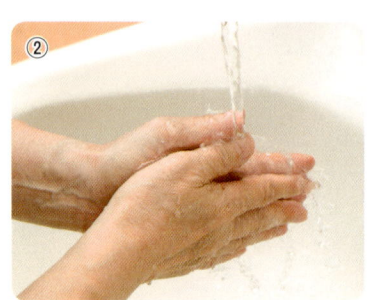

②

③ 石けん液を手の平に適量のせます

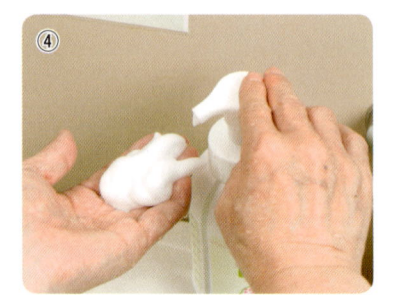

④

⑤ 手の平をすり合わせよく泡を立てます

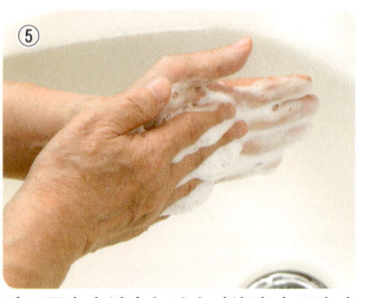

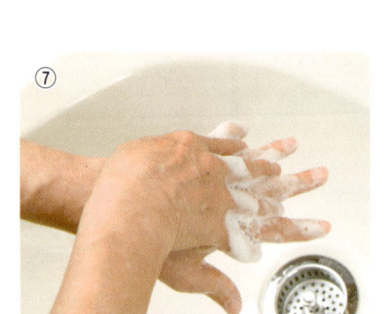

⑥ 指を組んで両手の指の間をもみ洗いします

⑦ （両手）手の甲をもう片方の手でもみ洗いします

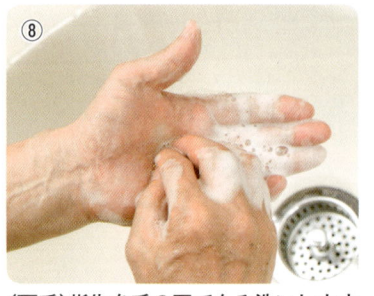

⑧ （両手）指先を手の平でもみ洗いします

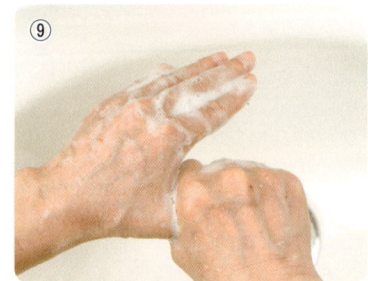

⑨ （両手）親指を包み込むように洗います

続く

図2 手洗い方法

続き

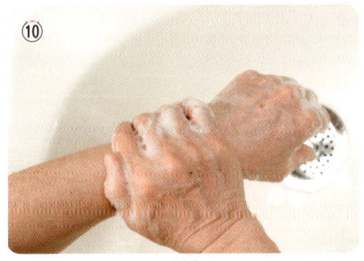

⑩ 両手首をしっかり洗います

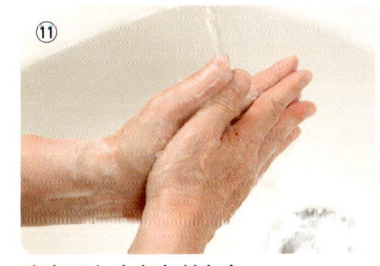

⑪ 流水でよくすすぎます

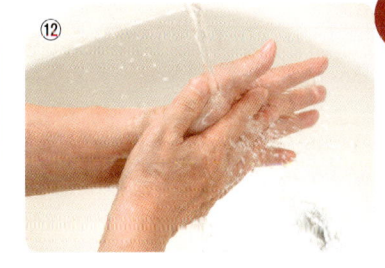

⑫

⑬ 水分をしっかりペーパータオルでふき取ります

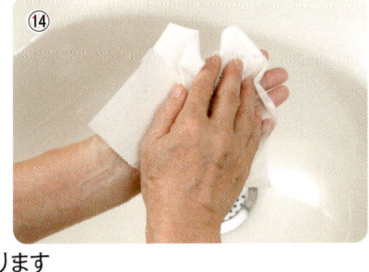

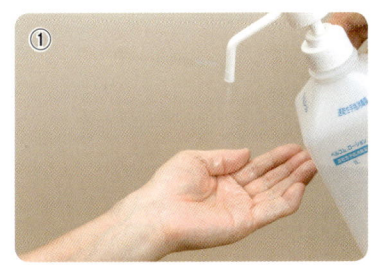

⑭

① 消毒剤の規定量を手に受けとります

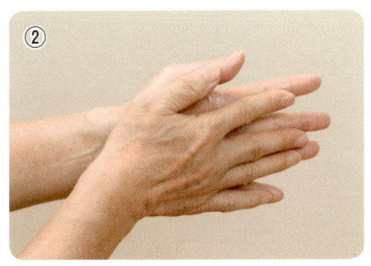

② 両手の平をしっかりこすりあわせます

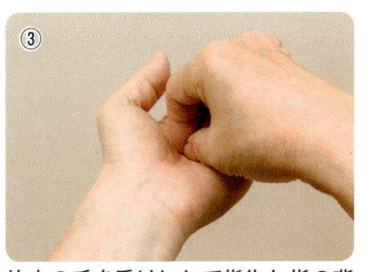

③ 片方の手を受けにして指先と指の背をしっかりこすります

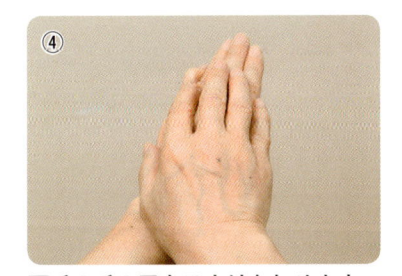

④ 両手の手の甲をこすりあわせます

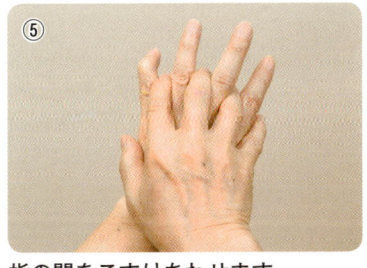

⑤ 指の間をこすりあわせます

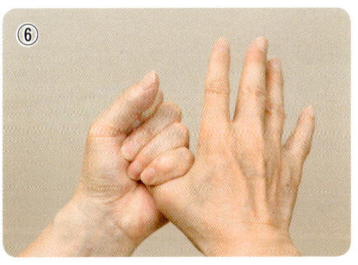

⑥ 両方の親指をこすりあわせます

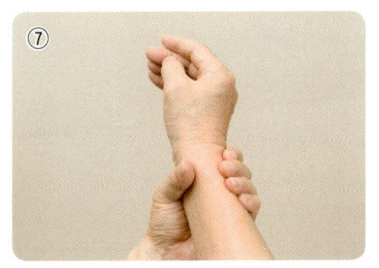

⑦ 両手首をこすりあわせます

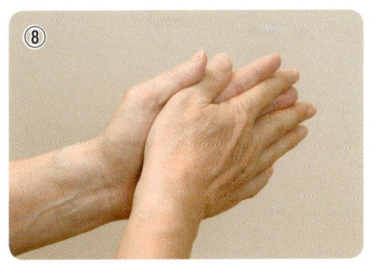

⑧ 手が乾燥するまでこすりあわせます

図3 擦式消毒用アルコール方法での例

第2章 透析療法の実際

マスクの着用

　バッグ交換中に，口や鼻の中にある細菌を飛ばさないために着用し，感染を防ぎます．
- バッグ交換をするたびに新しいマスクを使用します．
- 手洗いをしたあとの清潔な手でマスクを装着します．
- 鼻と口をマスクで完全におおうようにします．

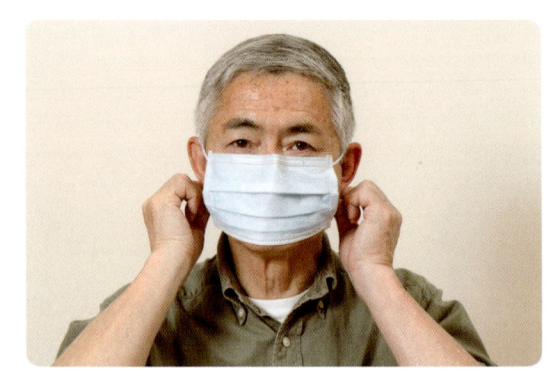

マスクの着用

透析液バッグの準備（ツインバッグの場合の手順）

1. 加温器に透析液を入れます．このとき，使用する透析液をいちばん下に入れ，使用する順番に沿って上に重ねていきます．緊急時に備えて，少し多めに準備しておくといいです．
2. 体温程度に温まったいちばん下の透析液を取り出し，補充はいちばん上にします．取り出した透析液を机の上に乗せ，透析液の種類，濃度，容量が間違っていないか，使用期限が切れていないか，袋の破損がないかを確認します． 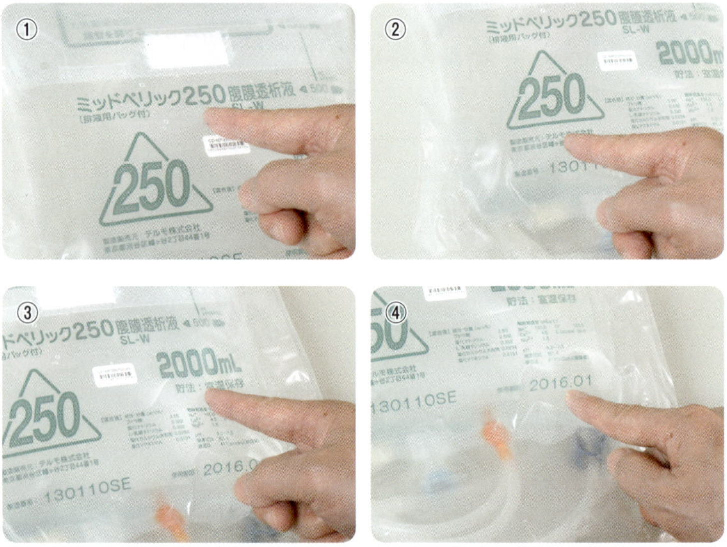 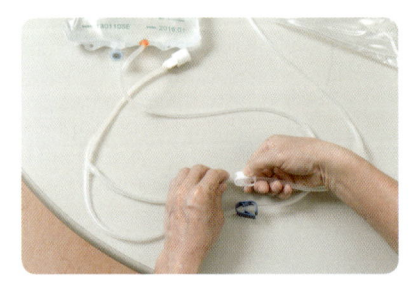
3. 注排液バッグのラインを広げ，注排液ラインについているクランプを使用しやすい位置にずらし，閉じます． 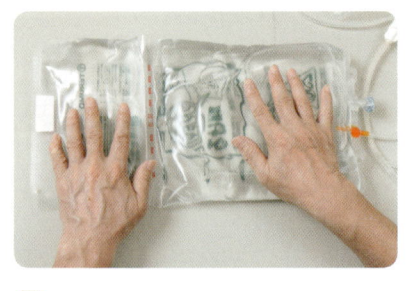
4. ツインバッグの外装を開封し，表示面を下向きにして注液バッグ内に異物が入っていないかを確認します．

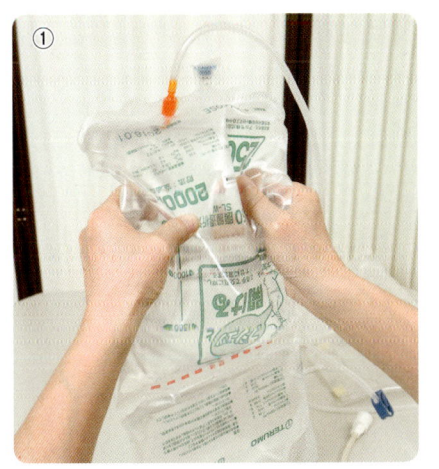

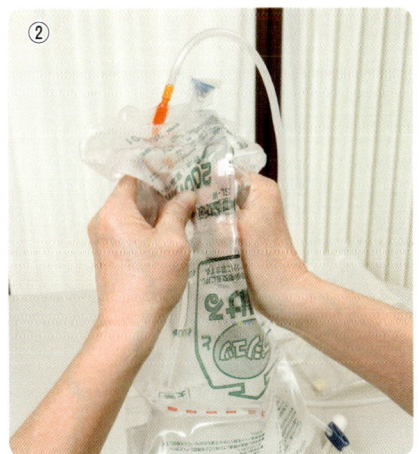

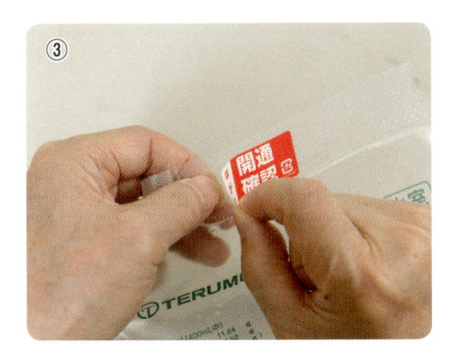

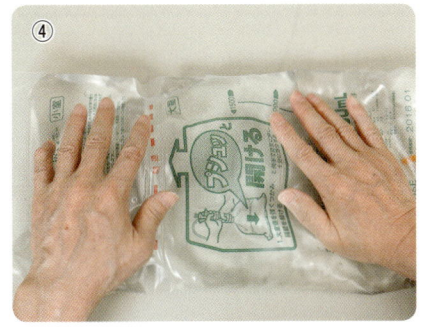

⑤ 両手で注液バッグを強く押して，仕切り部分を開通して，十分に混合させます．開通させた後，「開通確認シール」をはがします．このとき，液もれのないことを確認します．

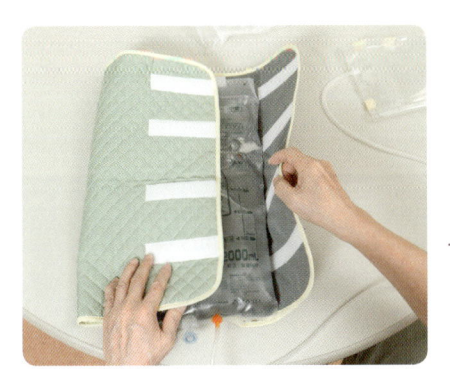

⑥ 注液バッグを保温カバーに入れます．

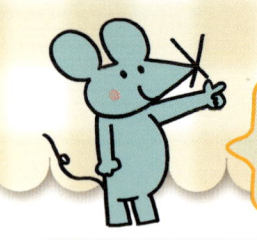

ここではCAPDの排液について接続，実施，終了について解説します．

✖ 排液

バッグのカテーテルへの接続

そでの長い服を着ている場合，コネクターを操作しているときに汚染する可能性があるので，手首より上にそでを折るなどして，汚染を防ぎます．

① 接続する前に，注液・排液クランプが閉じていることを確認します．
具体例な手順を見てみましょう．

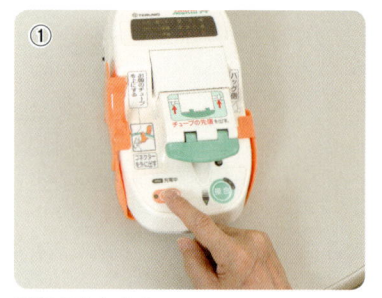

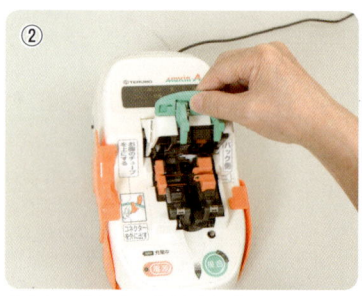

① 電源を入れます

② クランプカバーを開けます

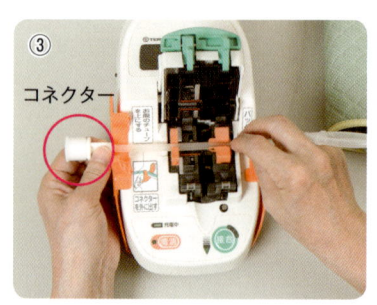

③ 右側から左側へセットします．コネクターが左の突起から外側に出ていることを確認します

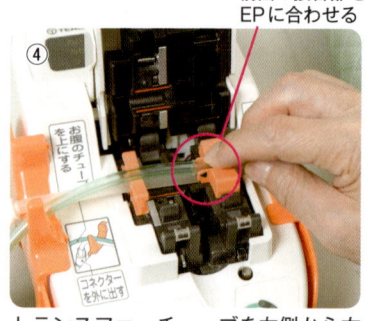

④ トランスファーチューブを左側から右側へセットします．このとき前回の接合部が開通していることを確認し，前回の接合部を右側の突起につけます
（前回の接合部をEPに合わせる）

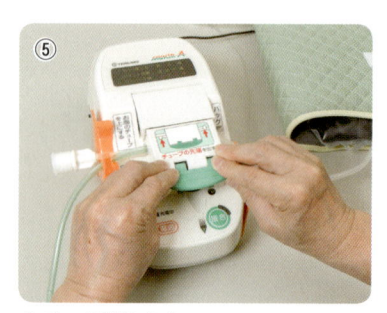

⑤ カバーを閉めます

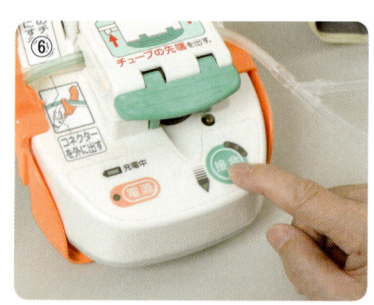

⑥ 接合ボタンを押します

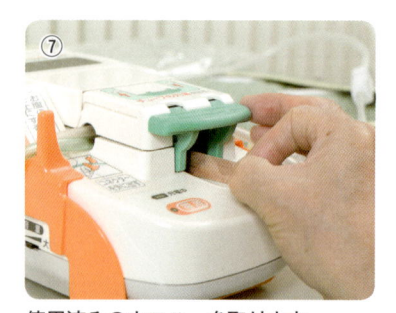

⑦ 使用済みのウエハーを取ります

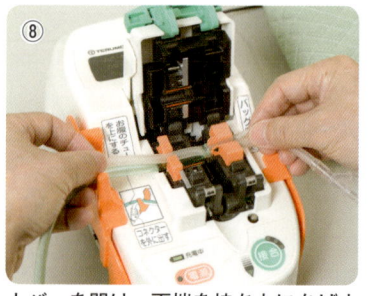

⑧ カバーを開け，両端を持ち上にあげます

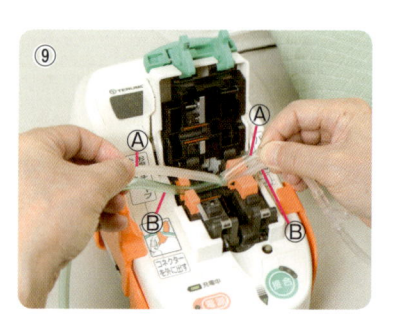

⑨

続く

84

⬇続き

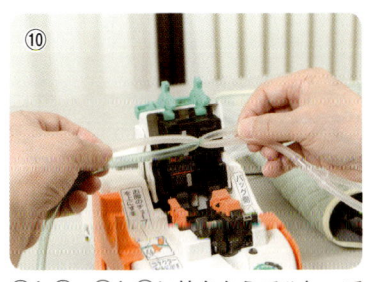

⑩ ⒶとⒶ，ⒷとⒷに持ちかえてひねって引き離します

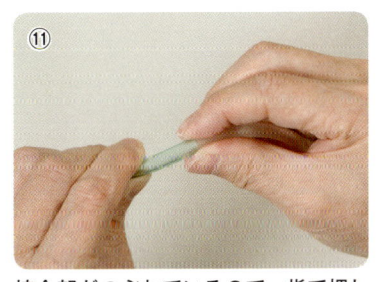

⑪ 接合部がつぶれているので，指で押して開通させます

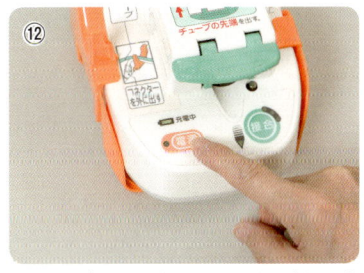

⑫ クランプカバーを閉じ，電源ボタンを押して充電します

手動で接続を行う場合

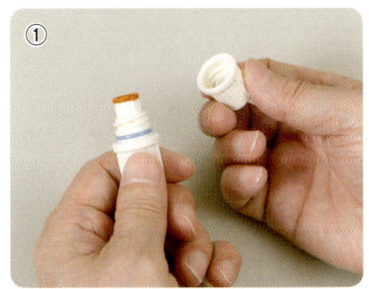

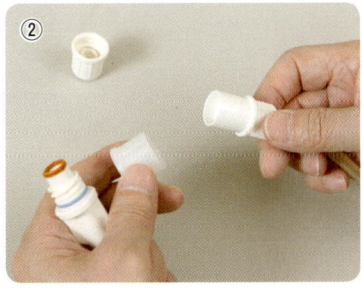

① トランスファーチューブの保護キャップをはずします

② 透析液のコネクターをはずし，それぞれの内側を不潔にしないように持ちます

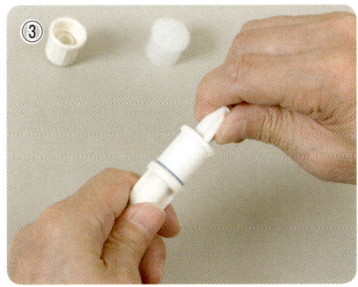

③ 回転させながらしっかり接続します

第2章 透析療法の実際

85

排液の実施と終了

排液開始

1. コネクターの接続部がゆるんでいないことを確認します．
2. 排液クランプ，ローラークランプの順に開け，透析液が腹腔内から排液されるのを確認します．
3. このときが排液開始時間となるので，時計で時間を確認します．

排液終了

1. 排液ラインを手でさわり，冷たくなっていたら排液終了のサインです．この時間が排液終了時間となるので，時間を確認します．

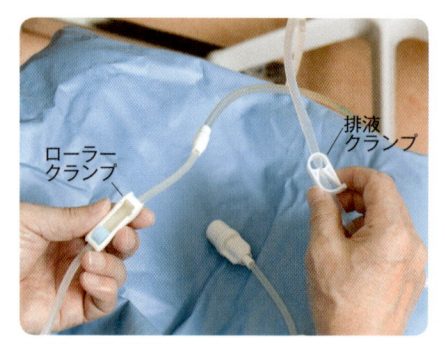

クランプを閉じる

2. ローラークランプ，排液クランプの順に閉じます．

排液量の測定

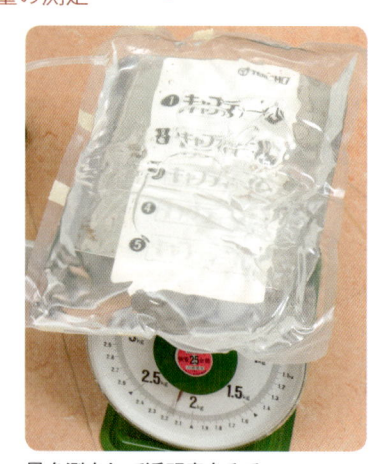

量を測定して透明度をみる

1. 排液バッグをはかりに乗せ，量を測定します．

排液の性状

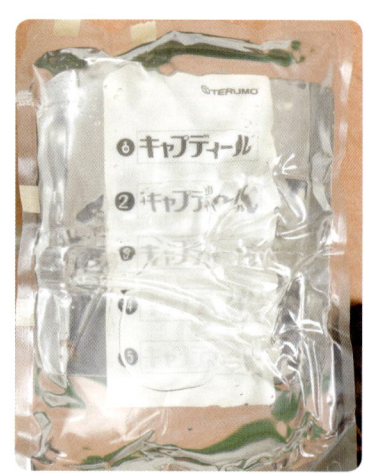

排液バッグの下に排液確認用の下敷きをひく

1. 排液バッグの下に「排液確認用の下敷き」を敷き，透明度を確認します．

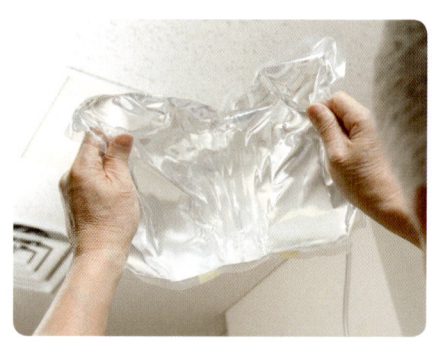

排液バッグを持ち上げ，浮遊物やフィブリンを確認する

2. 排液バッグを持ち上げ，光に透かして浮遊物やフィブリン確認をします．
   具体例な手順を見てみましょう．

CAPDの透析液の注入の手順を見てみましょう．

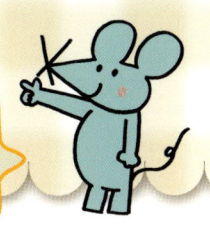

透析液の注入

プライミング

腹腔内に空気が入らないように，透析液で注液ラインを満たし，空気を抜くために行います．

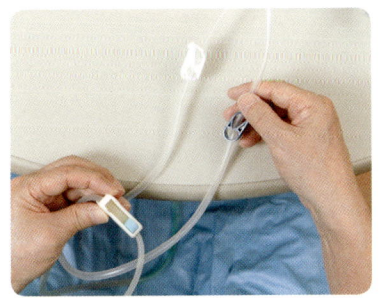

① 注排液ラインのクランプとトランスファーチューブのローラークランプが閉じていることを確認します．

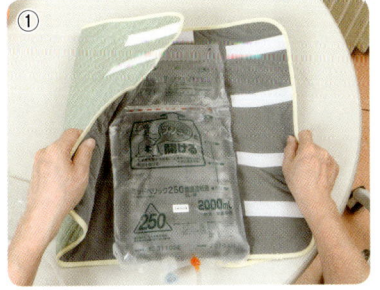

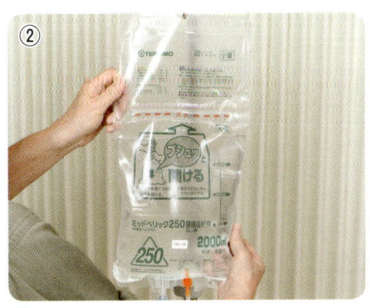

② 保温カバーから透析液を取り出します．

③ 透析液をスタンドにかけます．

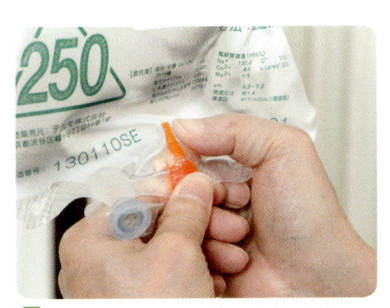

④ クリックチップを折ります．

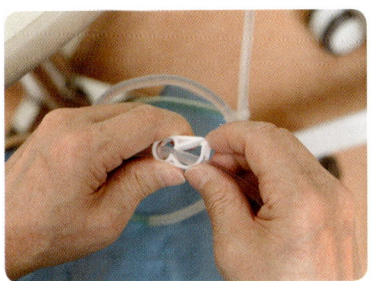

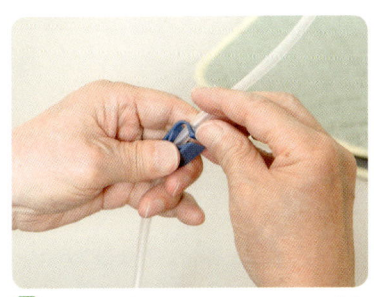

⑤ 最初に排液ラインのクランプを開けます．

⑥ 次に注液ラインのクランプを開けます．

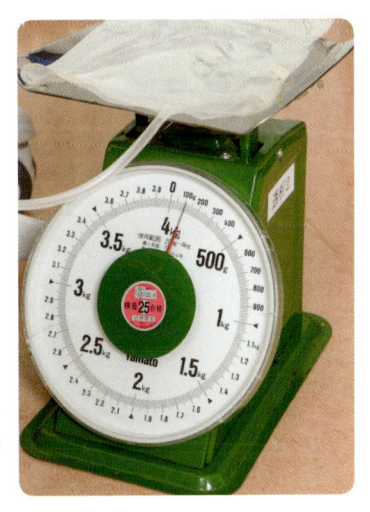

⑦ 3～5秒数え，排液ラインのクランプを閉じます．または，100g程度透析液を排液バッグに流します．

腹腔内に注入

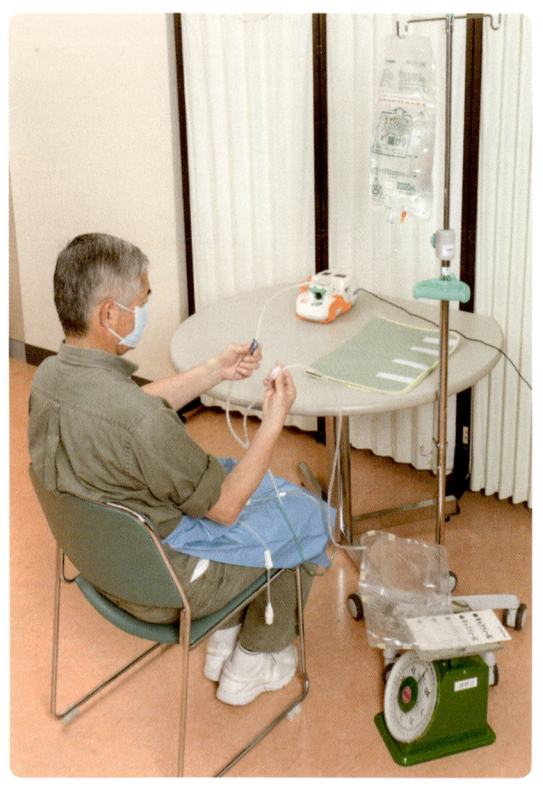

1. 注液ラインのクランプ，トランスファーチューブのローラークランプの順に開け，透析液が腹腔内に注入されたことを確認します．
2. このときの時間が注液開始時間です．
3. 注入バッグが空になったことを確認し，ローラークランプ，注液ラインのクランプの順に閉じます．
4. このときの時間が注液終了時間です．

終了

1. 注排液ラインのクランプと，トランスファーチューブのローラークランプが閉じていることを確認します．
2. トランスファーチューブと透析液が接続されているコネクターをはずします．このとき，トランスファーチューブのコネクターの内側が不潔にならないように気をつけます．
3. 保護キャップを取り出し，回転させながらコネクターにしっかり接続します．

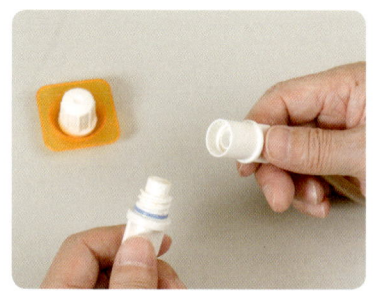

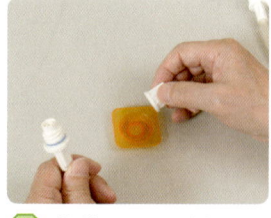

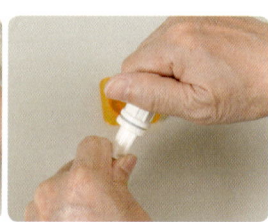

排液の処理

1. 排液バッグをハサミなどで切り，トイレに排液を捨てます．
2. 空袋は小さくまとめて，ゴミ袋に入れます．地域のゴミの分別に合わせて，通常の家庭ゴミとして出します．

器械によるチューブの接続と切り離しの手順を見てみましょう．

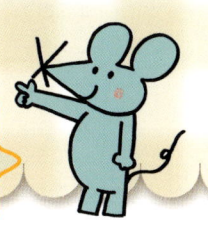

✻ 付）機械によるチューブの接続，切り離し

☼ 接続

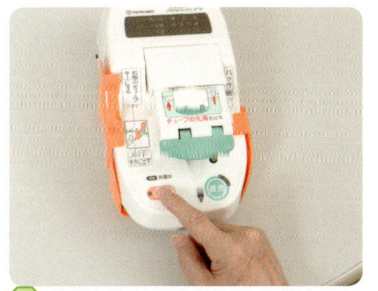

1. 電源ボタンを1秒以上押して，電源を入れます．チューブを1本取り出します．

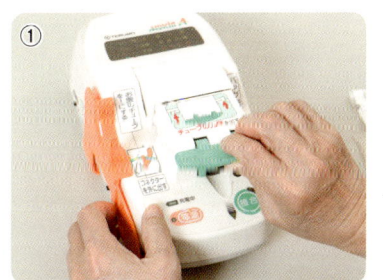

2. クランプカバーロックを引き上げて，クランプカバー全体を開けます．

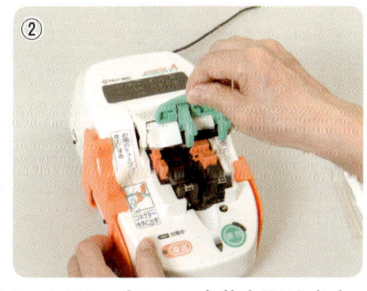

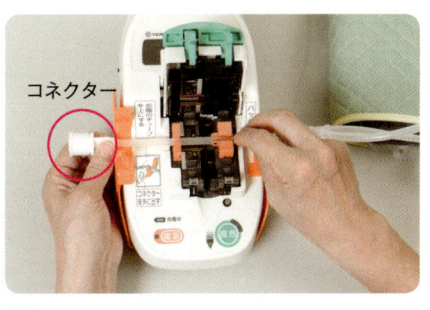

3. 透析液のチューブを右側からセットします．このとき，チューブのコネクターと分岐管のあいだを，左右の突起の溝にしっかりと押し込み，コネクターが左の突起から外側に出ていることを確認します．

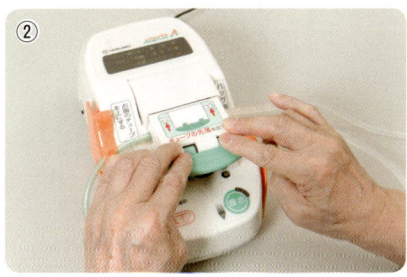

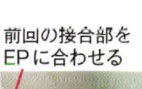

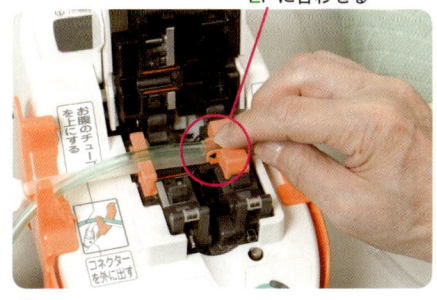

4. トランスファーチューブを左側からセットします．このとき，前回の接合部が開通していることを確認し，前回の接合部を，右側の突起にぴったりとつけます．

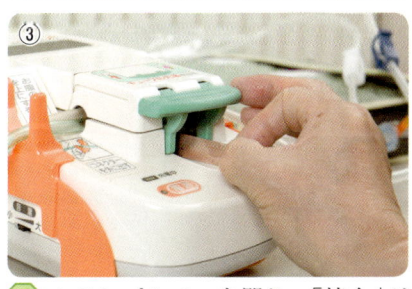

5. クランプカバーを閉じ，「接合」ボタンを押します．

6. 機械が接合中「ウェハー取り出し」ランプが点灯し，使用済みのウェハーが出てくるので，取り出して廃棄します．

第2章 透析療法の実際

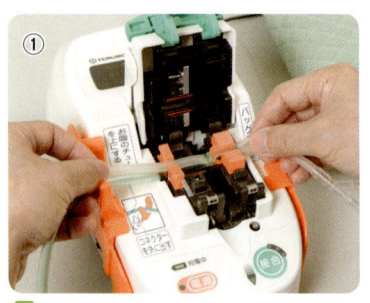

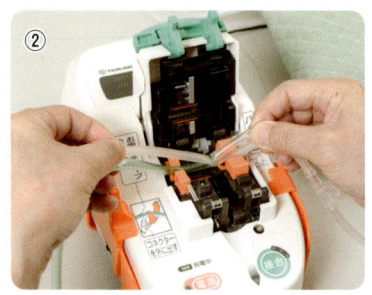

⑦ 「接合」ランプが3つ点灯したら，クランプカバーを開けてチューブを取り出します．

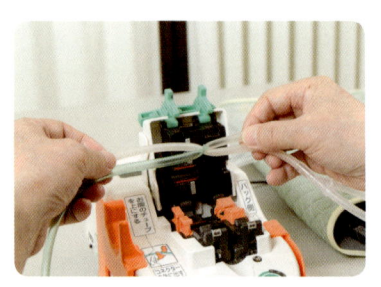

⑧ 2本のチューブ接続部をひねって引き離します．

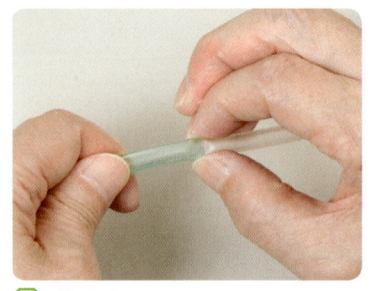

⑨ 接合部がつぶれているので，指で押してチューブを開通します．

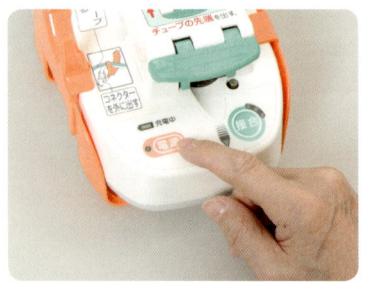

⑩ 「電源」ボタンを1秒以上押して「電源」ランプを消灯し，クランプカバーを閉じて充電します．

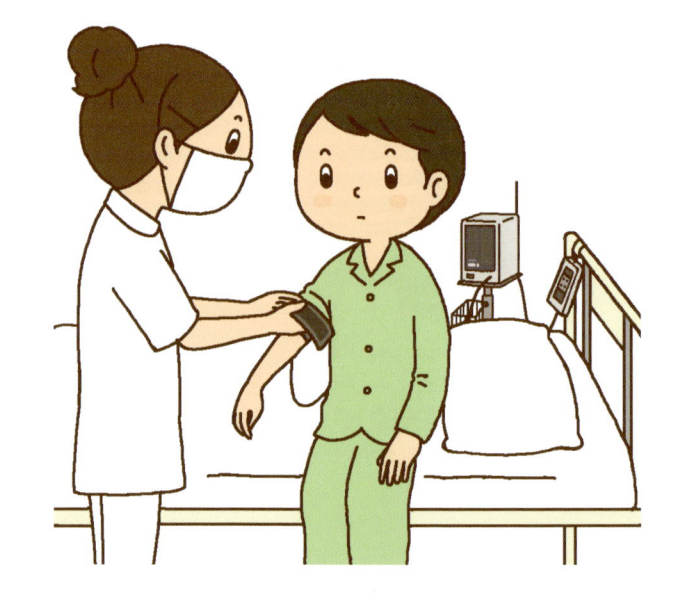

切り離し

1. 電源ボタンを1秒以上押して，電源を入れます． 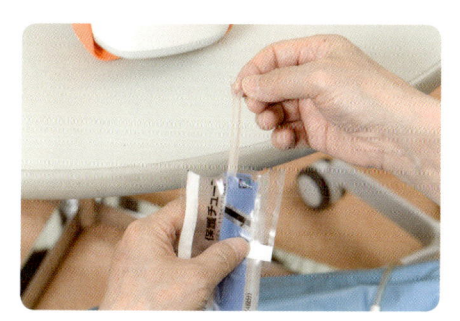
2. 保護チューブを1本取り出します．
3. クランプカバーロックを引き上げて，クランプカバー全体を開けます． 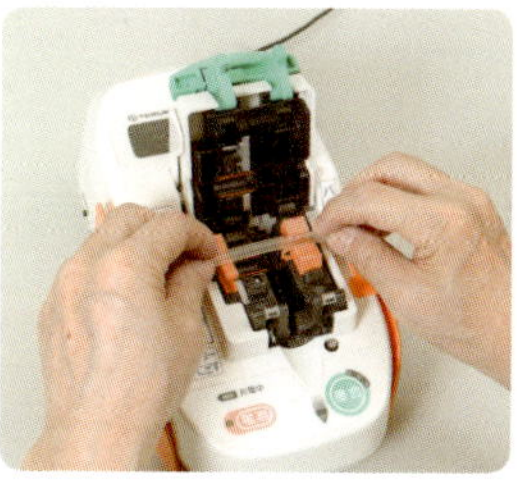 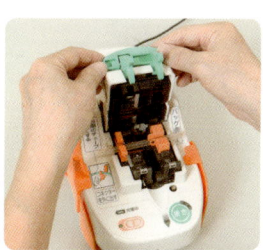
4. 保護チューブを左右の突起の溝に押し込みます．このとき，チューブの先端を左右の突起より外側に出すようにします． 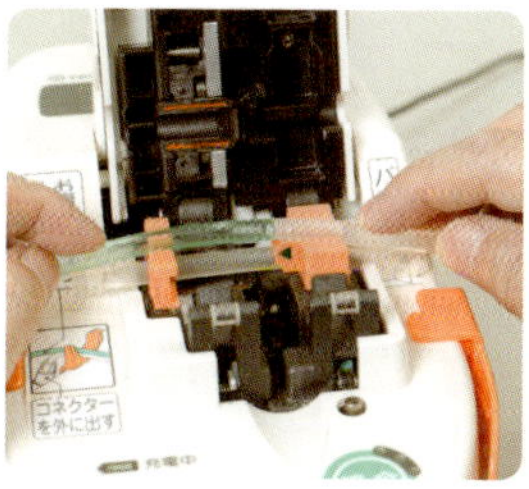 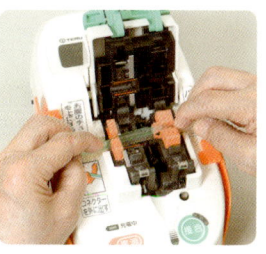
5. トランスファーチューブを左側からセットします．このとき，前回の接合部が開通していることを確認し，前回の接合部を，右側の突起にぴったりとつけます．
6. クランプカバーを閉じ，「接合」ボタンを押します．
7. 機械が接合中「ウェハー取り出し」ランプが点灯し，使用済みのウェハーが出てくるので，取り出して廃棄します．
8. 「接合」ランプが3つ点灯したら，クランプカバーを開けてチューブを取り出します．
9. 2本のチューブ接続部をひねって引き離します．
10. 接合部がつぶれているので，指で押してチューブを開通します．
11. 「電源」ボタンを1秒以上押して「電源」ランプを消灯し，クランプカバーを閉じて充電します． 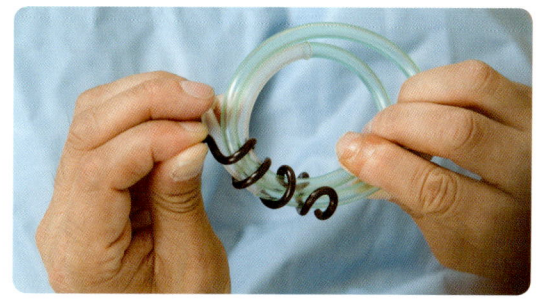
12. トランスファーチューブはプラスチック製のコイルなどで束ね，ポシェットや腹帯などにしまいます．

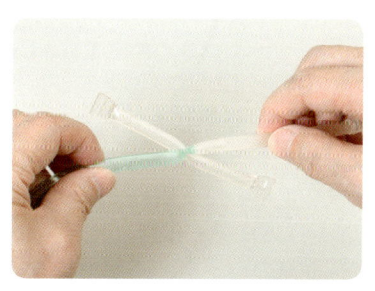

6 腹膜透析② APD（自動腹膜透析）

✻ 開始の準備から終了までのフローチャート

　APD（自動腹膜透析）の利点と欠点を理解します．

　フローチャートは，「5　腹膜透析：CAPD（持続可動式腹膜透析）」の「開始の準備から終了までのフローチャート」に準じます．

　APDは，サイクラー（自動腹膜還流装置）とよばれる機械を使用し，夜間寝ている時間に持続的に透析を行う方法です（図1）．

　夜間も透析液のバッグ交換ができるので，日中の交換回数を減らすことができ，より患者さんが社会復帰しやすいシステムです（図2）．ただし，透析不足に陥りがちなので，夜間の十分な透析時間の確保や，大量の透析液の交換を実施することが必要となります．状況によってはイコデキストリン含有腹膜透析液を日中に貯留したり，昼間に1〜2のバッグ液交換追加をするなど，透析量を確保することに留意が重要です．

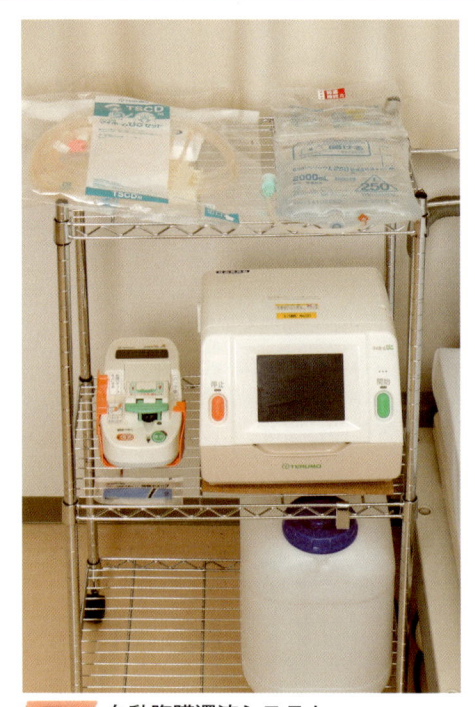

図1　自動腹膜還流システム

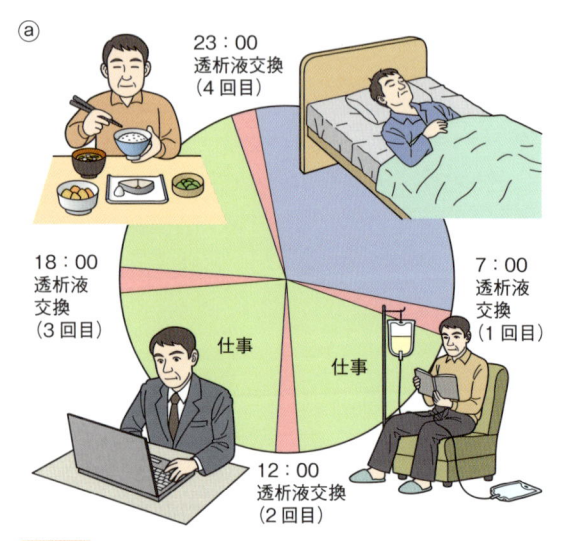

図2　CAPD患者とAPD患者の1日
a：CAPD患者の1日．1日に4回透析液を交換する場合．
b：APD患者の1日．就寝中に器械で自動的に行う方法．

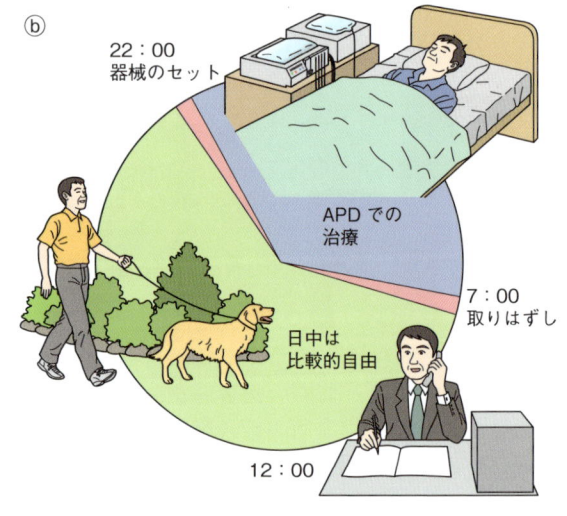

前頁で腹膜透析(APD)開始の準備から終了までのフローチャートを提示しました．ここから必要物品，透析の準備，実施，透析中のトラブルケアなどについて解説します．

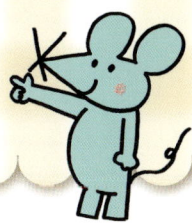

必要物品

機械で接合する場合(図1)

①透析液：必要数
②マイホームぴこセット
③接続機(むさんエース)
④キャプディールTSCD交換キット
⑤排液タンク

図1 準備物品

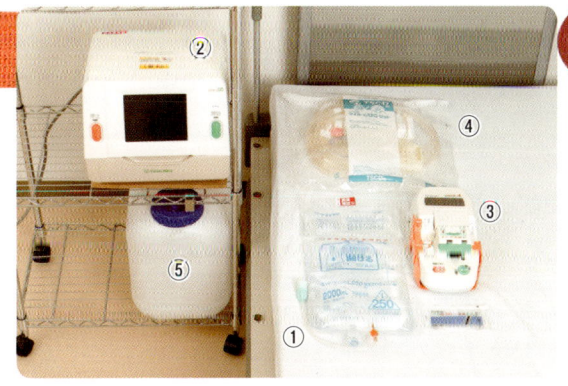

APDの準備，透析液の準備

APDの準備

マイホームぴこセットは身体とほぼ同じ高さになるように置く．

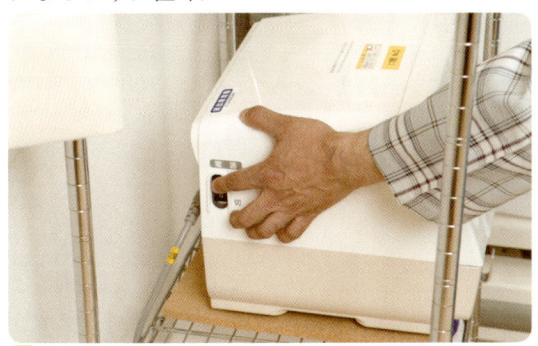

① 「マイホームぴこ」にコンセントがつながっていることを確認し，電源スイッチを入れます．

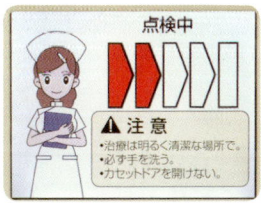

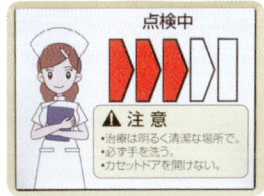

② 点検中の画面になり，「マイホームぴこ」が自己診断するので，終わるまで待ちます．

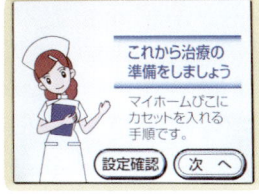

③ 自己診断が終わるとブザーが鳴り，治療設定を確認する画面に切り替わります．画面の案内表示は，タッチパネル式で操作できます．

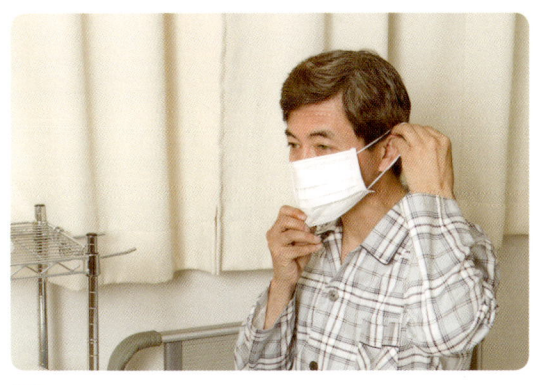

④ 手洗いを行い，マスクを装着しぴこセットを開封します．

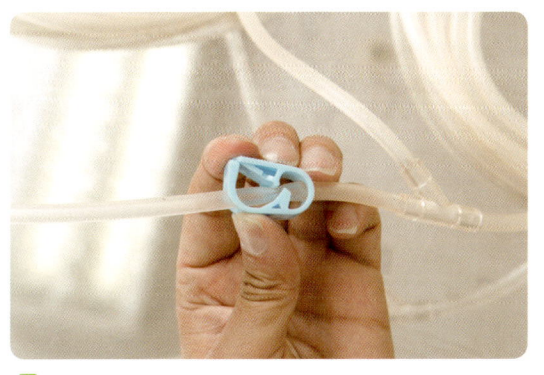

⑤ ぴこセットのクランプをすべて閉じます．

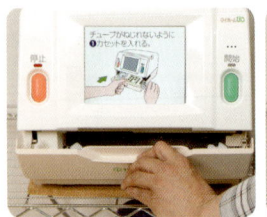

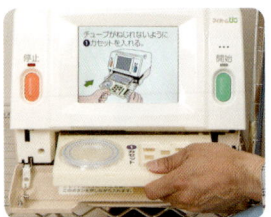

⑥ マイホームぴこセットの回路板の取っ手を持ち，カセットから留め具を引き抜きます。マイホームぴこのカセットドアを手前に引いて開け，チューブが絡まないように注意してカセットを「カチッ」と音がするまでしっかりと奥まで入れます。

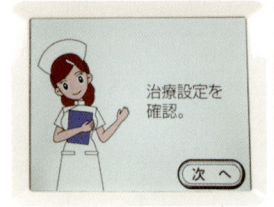

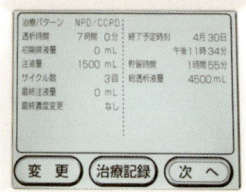

⑦ 画面で治療設定を確認します。

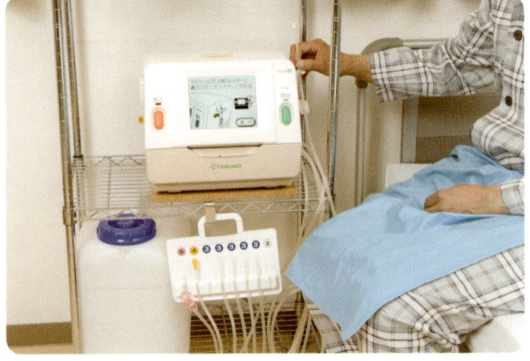

⑧ マイホームぴこ右側面のホルダーを倒し，腹膜ラインの白いクランプのついたチューブを，キャップをはずさない状態でかけます。

透析液とAPD回路の接続

① 析液の包装を開封し，注入バッグの仕切り部分を開通して，十分に混合させます。開通させた後「開通確認」シールをはがします。

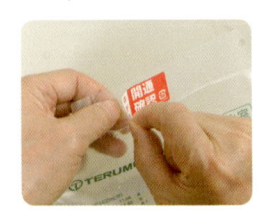

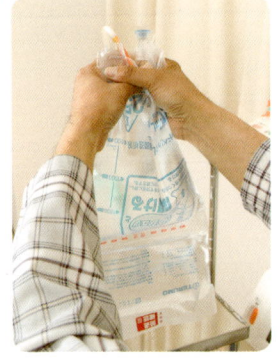

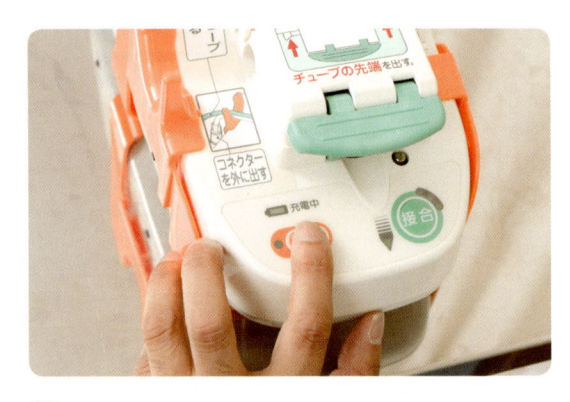

② むきんエースの電源ボタンを1秒以上押して，電源を入れます。

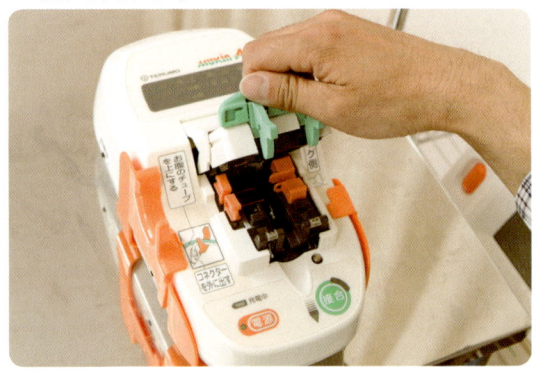

③ クランプカバーロックを引き上げて，クランプカバー全体を開けます。

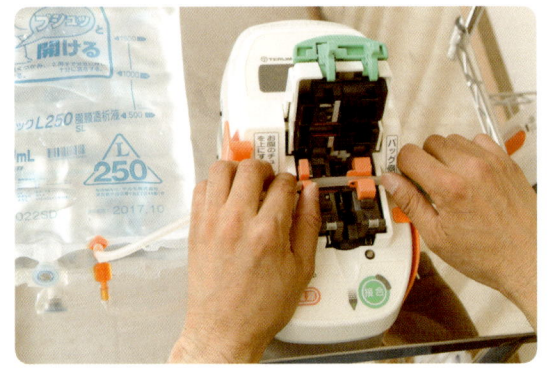

④ 透析液のチューブを左側からセットします。このとき，チューブのコネクターと分岐管のあいだを，左右の突起の溝にしっかりと押し込み，コネクターが右の突起から外側に出ていることを確認します。

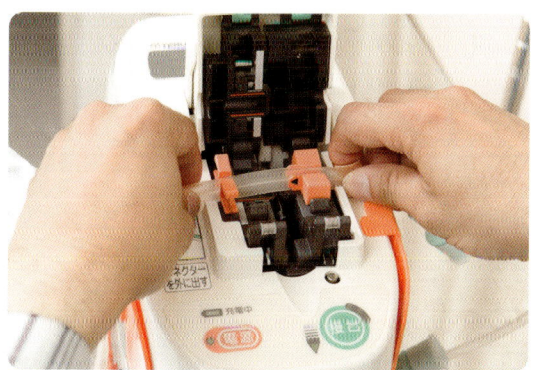

⑤ APD回路の注液ラインを右側からセットします．このとき，チューブのコネクターと分岐管のあいだを，左右の突起の溝にしっかりと押し込み，コネクターが左の突起から外側に出ていることを確認します．

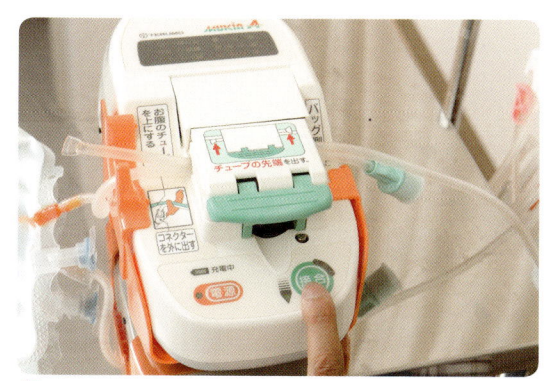

⑥ クランプカバーを閉じ，「接合」ボタンを押します．

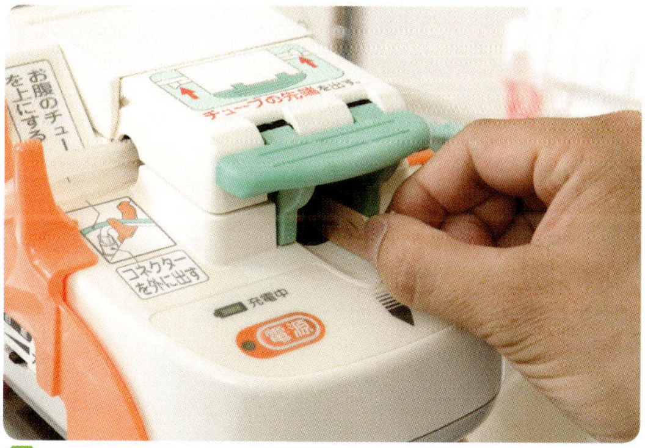

⑦ 機械が接合中「ウェハー取り出し」ランプが点灯し，使用済みのウェハーが出てくるので，取り出して廃棄します．

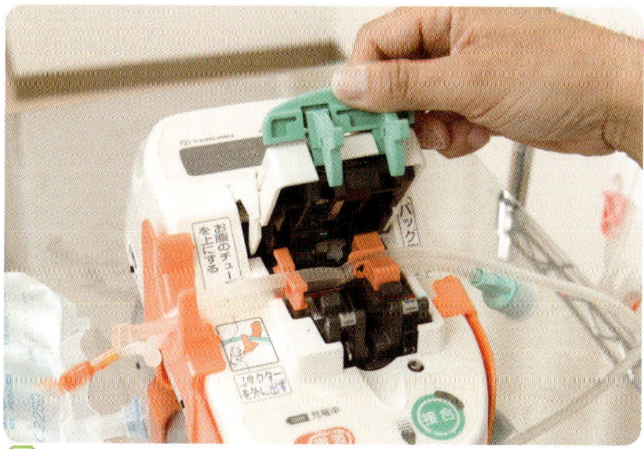

⑧ 「接合」ランプが3つ点灯したら，クランプカバーを開けてチューブを取り出します．

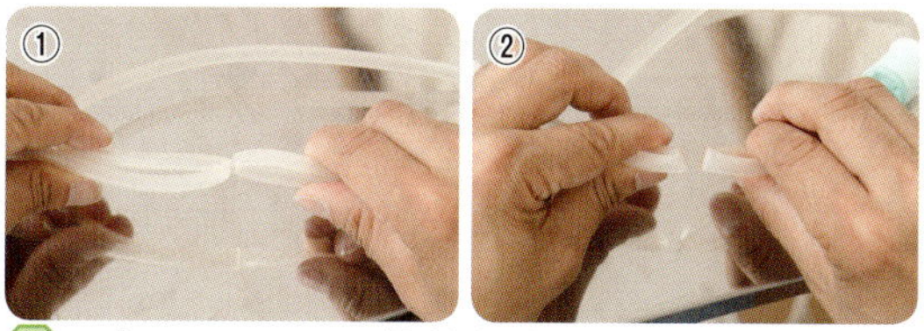

⑨ 2本のチューブ接続部をひねって引き離します．

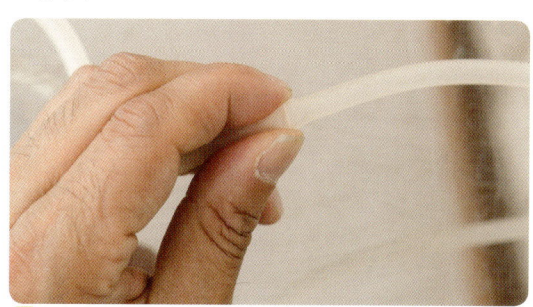

⑩ 接合部がつぶれているので，指で押してチューブを開通します．

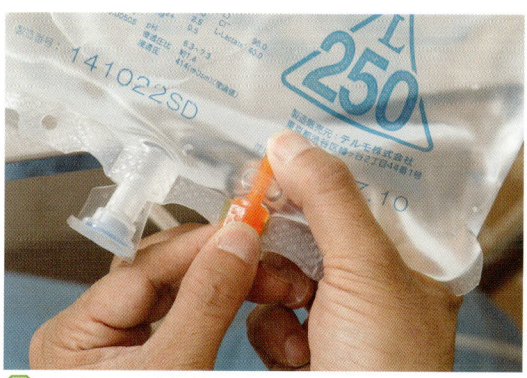

⑪ 接合した透析液の注入バッグのクリックチップを折ります．

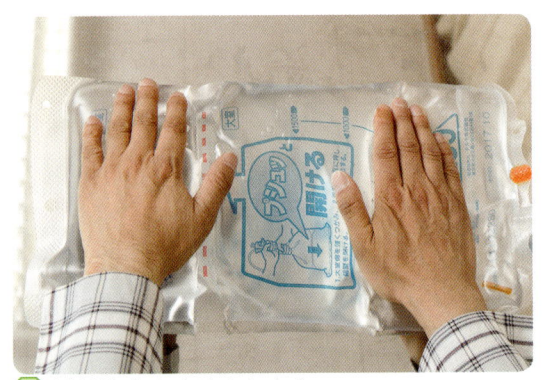

⑫ 透析液をかくはんします．
⑬ 治療に必要な透析液を接合するため，④〜⑫の作業を繰り返します．
⑭ むきんエースの「電源」ボタンを1秒以上押して「電源」ランプを消灯し，クランプカバーを閉じて充電します．

排液ラインと排液タンクの接続

① 排液タンクを準備します．

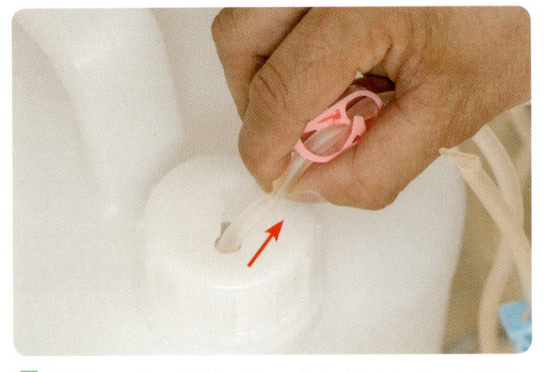

② 排液ラインを排液タンクに差し込み，抜けないようにラインの先端を溝にしっかりはさみ込みます．

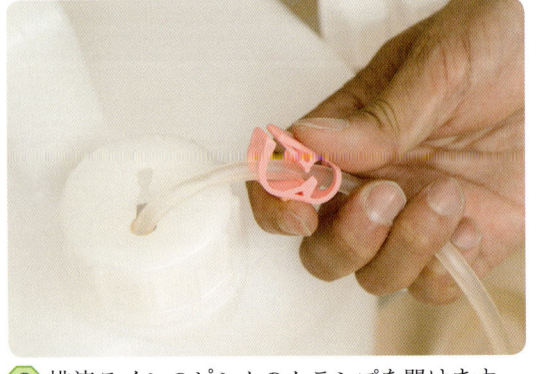

③ 排液ラインのピンクのクランプを開けます．

接続の確認

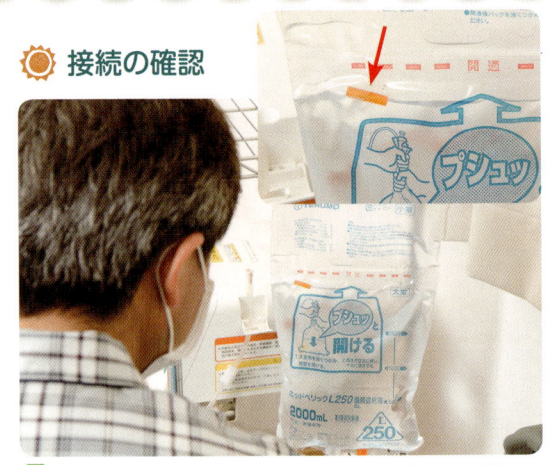

① 接合した透析液の仕切り部分がすべて開通していること，クリックチップが確実に折れて，バッグ内に折れたクリックチップが浮かんでいることを確認します．

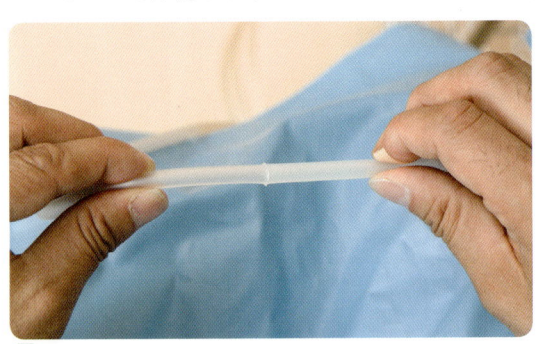

② 機械で接合した部分がしっかり接合，開通し，接合したチューブのクランプが開いていることを確認します．

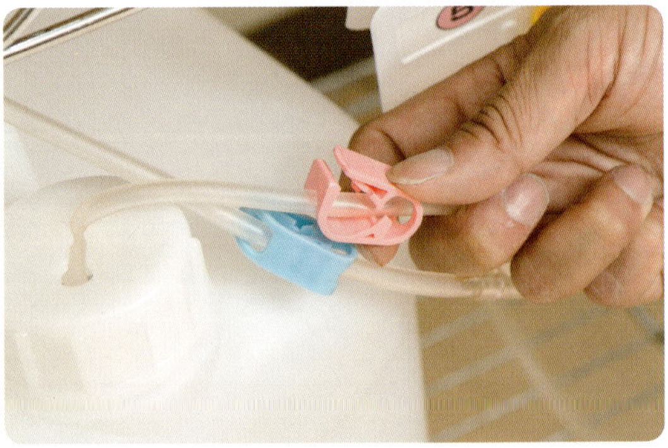

③ 排液ラインが排液タンクにしっかり差し込まれていること，ピンクのクランプが開いていることを確認します．

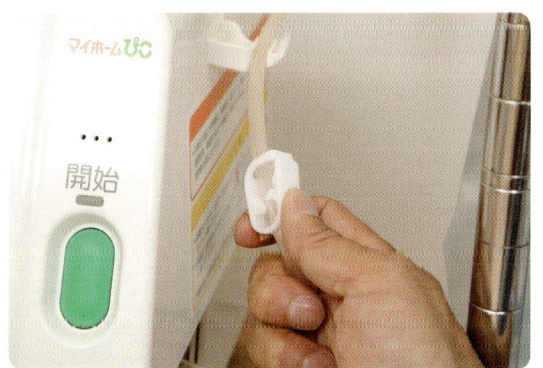

④ APD回路の腹膜ラインの白いクランプ(マイホームぴこ右側面のホルダーにかけてあるチューブ)を開けます．

🌞 治療の準備

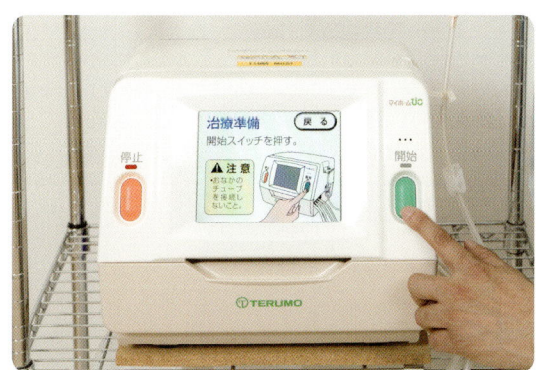

① 開始スイッチを押します．自動的に回路内の空気を抜くための作業を始めます．作業が終わるのに約4分かかります．

🌞 トランスファーチューブとAPD回路の接続

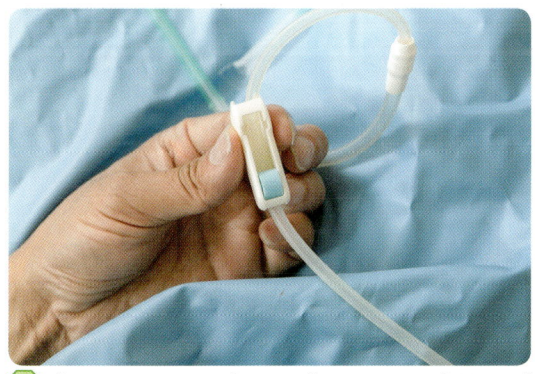

① トランスファーチューブのローラークランプが閉じていることを確認します．

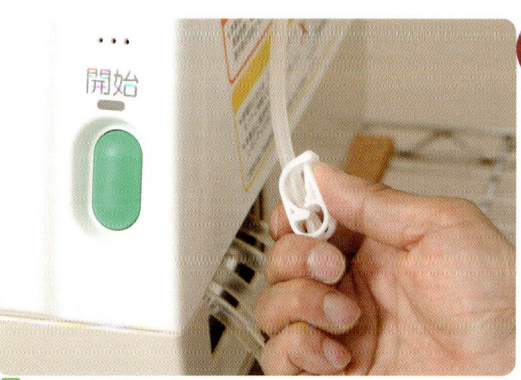

② APD回路の腹膜ライン(マイホームぴこ右側面のホルダーにかけてあるチューブ)の白いクランプを閉じます．

③ むきんエースの電源ボタンを1秒以上押して，電源を入れます．

④ クランプカバーロックを引き上げて，クランプカバー全体を開けます．

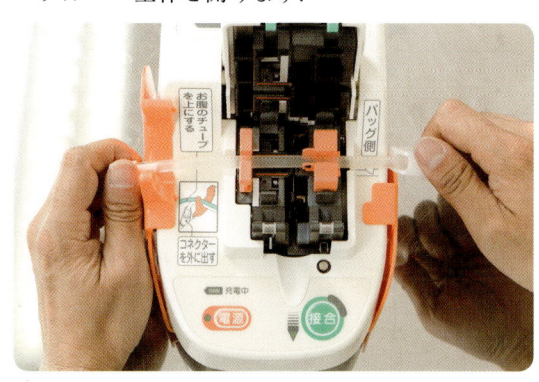

⑤ APD回路を右側からセットします．このとき，チューブのコネクターと分岐管のあいだを，左右の突起の溝にしっかりと押し込み，コネクターが左の突起から外側に出ていることを確認します．

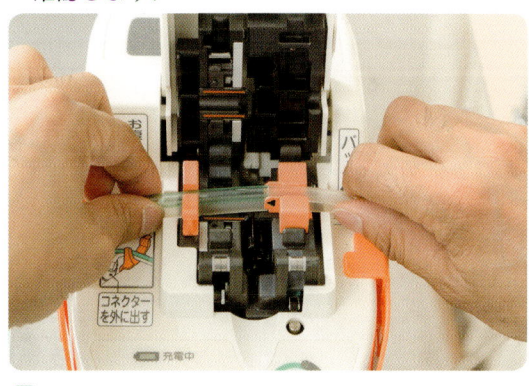

⑥ トランスファーチューブを左側からセットします．このとき，前回の接合部が開通してい

ることを確認し，前回の接合部を，右側の突起にぴったりとつけます．

7️⃣ クランプカバーを閉じ，「接合」ボタンを押します．

8️⃣ 機械が接合中「ウェハー取り出し」ランプが点灯し，使用済みのウェハーが出てくるので取り出して廃棄します．

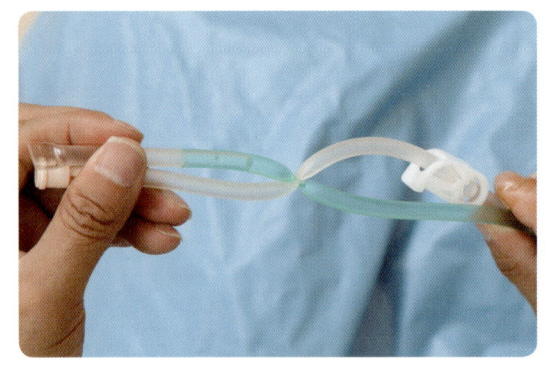

9️⃣ 「接合」ランプが3つ点灯したら，クランプカバーを開けてチューブを取り出します．

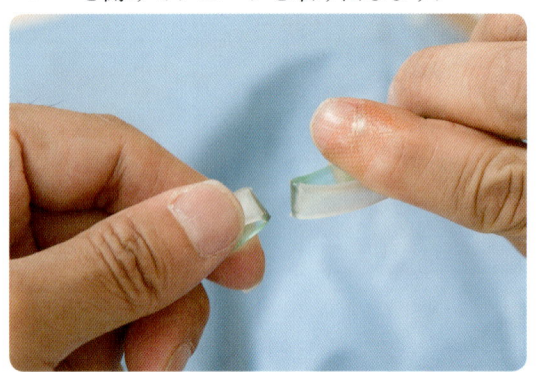

🔟 2本のチューブ接続部をひねって引き離します．

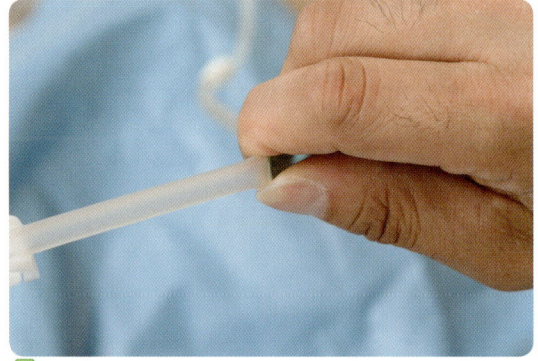

1️⃣1️⃣ 接合部がつぶれているので，指で押してチューブを開通します．

1️⃣2️⃣ むきんエースの「電源」ボタンを1秒以上押して「電源」ランプを消灯し，クランプカバーを閉じて充電します．

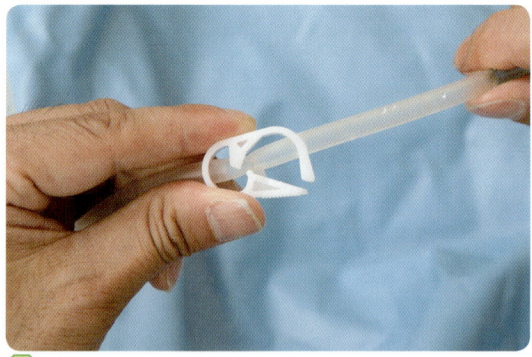

1️⃣3️⃣ 腹膜ラインの白いクランプを開けます．

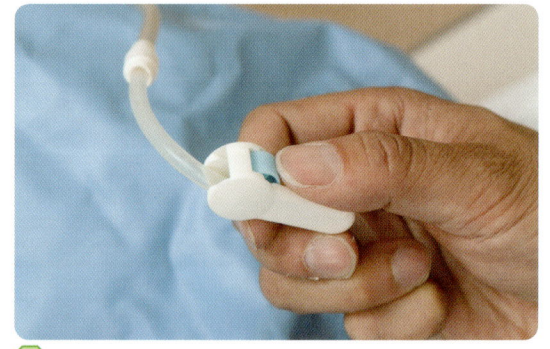

1️⃣1️⃣ トランスファーチューブのローテタランプを開けます．

APDの手順を見てみましょう．

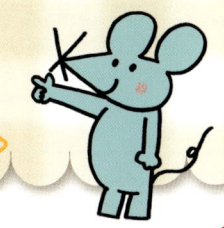

❋ APDの実施

☀ APD開始

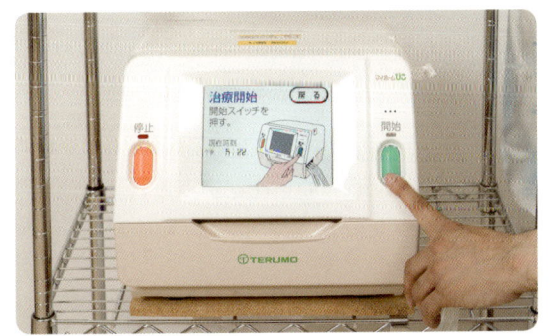

① 開始スイッチを押すと，治療が自動的に開始されます．

☀ APD終了

① 治療が終了すると，画面に「治療終了」と表示されます．

☀ 回路の切り離し

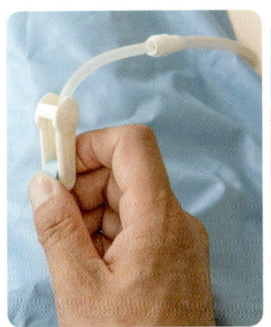

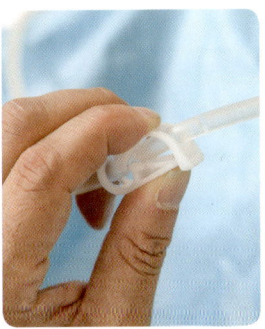

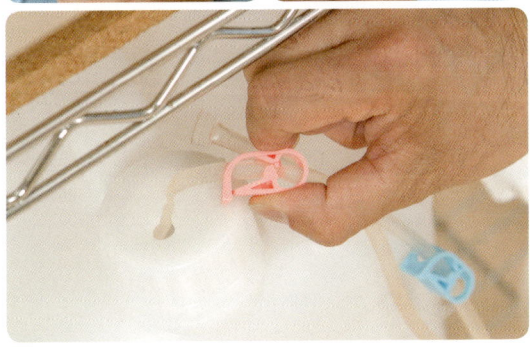

① トランスファーチューブのローラークランプと，APD回路のすべてのクランプを閉じます．
② むきんエースの電源ボタンを1秒以上押して，電源を入れます．

③ クランプカバーロックを引き上げて，クランプカバー全体を開けます．

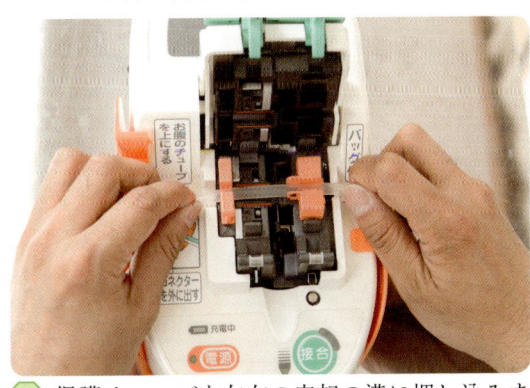

④ 保護チューブを左右の突起の溝に押し込みます．このとき，チューブの先端を左右の突起より外側に出すようにします．

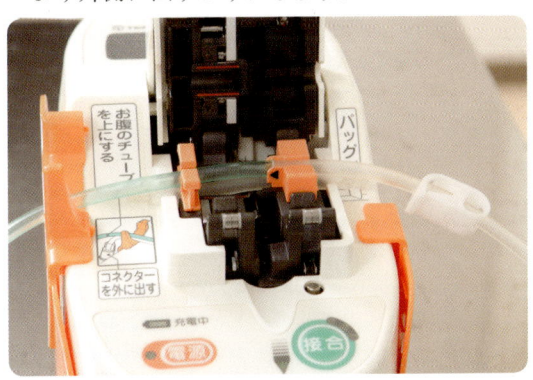

⑤ トランスファーチューブを左側からセットします．このとき，前回の接合部が開通していることを確認し，前回の接合部を，右側の突起にぴったりとつけます．

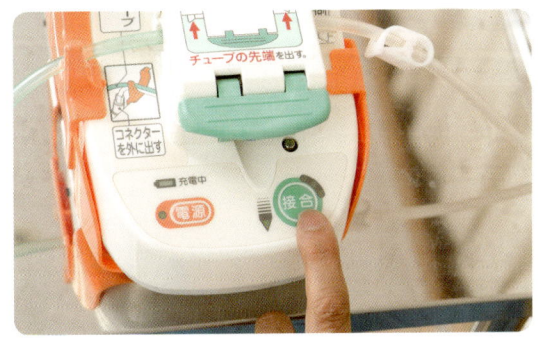

⑥ クランプカバーを閉じ，「接合」ボタンを押します．

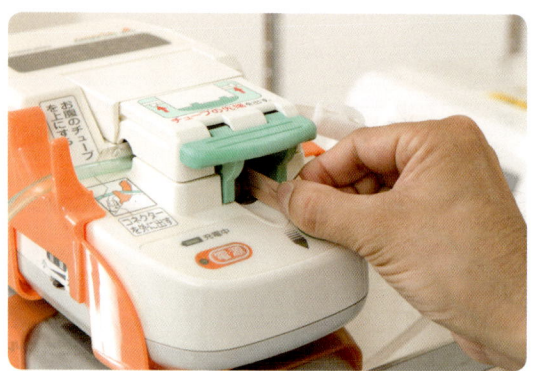

⑦ 機械が接合中「ウェハー取り出し」ランプが点灯し，使用済みのウェハーが出てくるので，取り出して廃棄します．

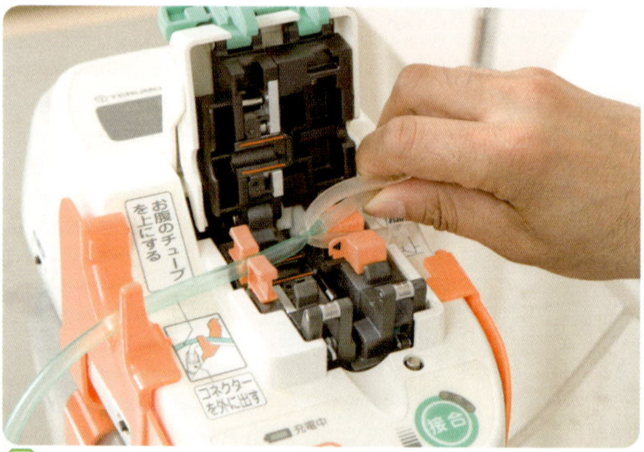

⑧ 「接合」ランプが3つ点灯したら，クランプカバーを開けてチューブを取り出します．

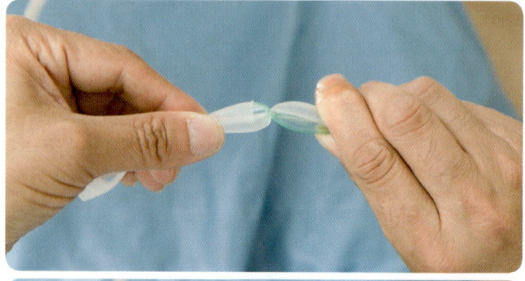

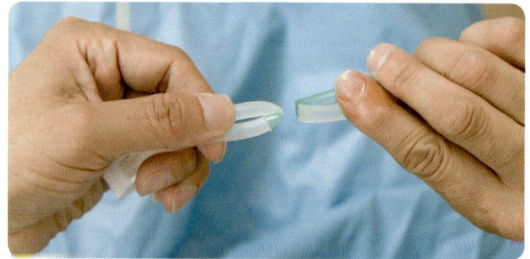

⑨ 2本のチューブ接続部をひねって引き離します．

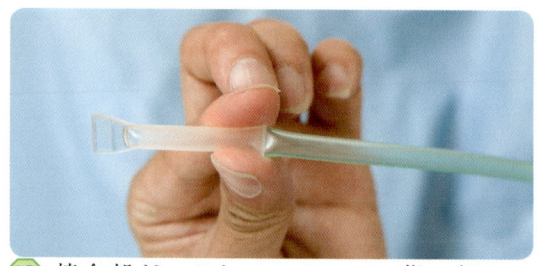

⑩ 接合部がつぶれているので，指で押してチューブを開通します．

⑪ むきんエースの「電源」ボタンを1秒以上押して「電源」ランプを消灯し，クランプカバーを閉じて充電します．

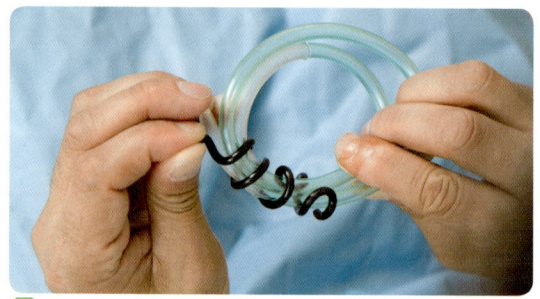

⑫ トランスファーチューブはプラスチック製のコイルなどで束ね，ポシェットや腹帯などにしまいます．

後処理

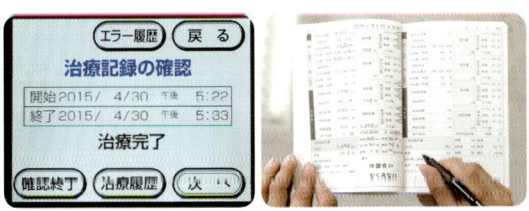

① 画面で治療記録を確認し，CAPD手帳に記録します．

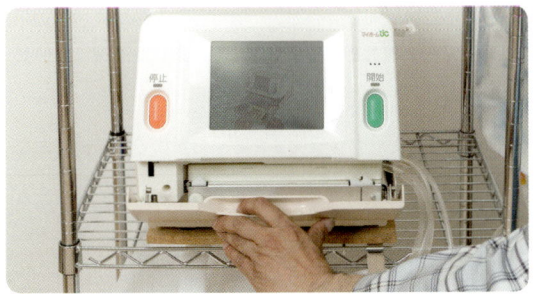

② 画面でカセットを取り出す手順が表示されたら，カセットドアを手前に引いて開けます．

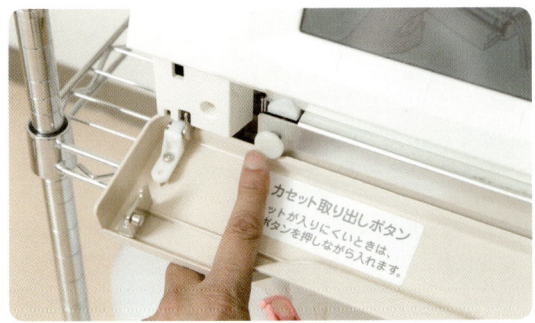

③ カセットドア内部の取り出しボタンを押します．

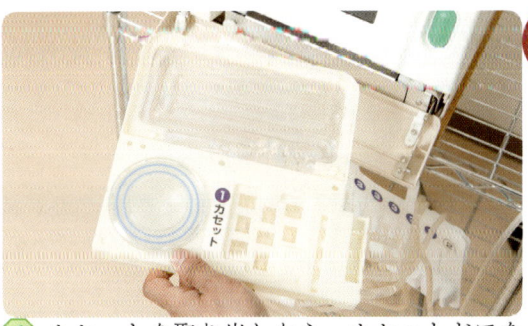

④ カセットを取り出したら，カセットドアをしっかり閉めます．

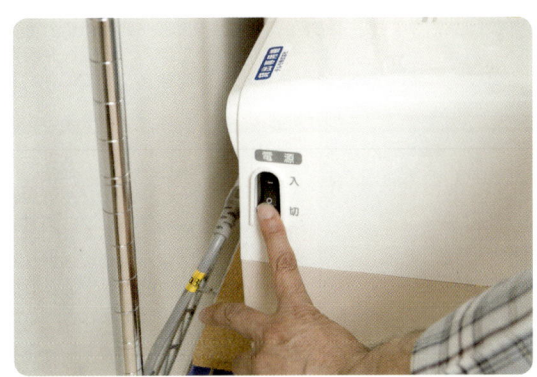

⑤ マイホームぴこ左側面の電源スイッチを操作して，電源を切ります．

⑥ 排液タンクにたまった排液をトイレに捨てます．

⑦ APD回路は小さくまとめて，ゴミ袋に入れます．地域のゴミの分別に合わせて，通常の家庭ゴミとして出します．

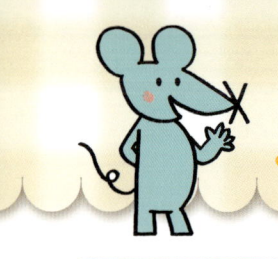

腹部透析中のトラブルとケアを示します．

腹膜透析中のトラブルとケア

表1に腹膜透析中のトラブルとケアを示します．

表1 腹膜透析中のトラブルとケア ※排液不良の場合，APDの際にはアラームが鳴ります．

		原因・症状・対応
正しく接合されず，トランスファチューブが不潔になった	対応	①ただちにローラークランプを閉める． ②ローラークランプより腹部に近いところを，プラスチッククランプや2〜3重折りにて輪ゴムなどで止める． ③医療スタッフに連絡し，受診する．
カテーテルが切れた	対応	①腹膜カテーテルの腹部に近い部分を，プラスチッククランプや2〜3重折りにて輪ゴムなどで止める． ②カテーテルの切れた先端を，ポビドンヨード液などの消毒液をしみ込ませた清潔なガーゼで包み，ビニール袋などでおおう． ③医療スタッフに連絡し，受診する．
腹膜カテーテルに亀裂が入った	対応	①腹膜カテーテルの腹部に近い部分を，プラスチッククランプや2〜3重折りにて輪ゴムなどで止める． ②亀裂が入った部分を，ポビドンヨード液などの消毒液をしみ込ませた清潔なガーゼで包み，ビニール袋などでおおう． ③医療スタッフに連絡し，受診する．
腹膜炎	原因	①不潔な環境下でのバッグ交換や，不潔なバッグ交換操作． ②出口部，トンネル感染から波及し，腹腔内に細菌が侵入するもの． ③低栄養状態．
腹膜炎	症状	①排液の白濁．②腹痛．③発熱，吐き気，嘔吐．
腹膜炎	対応	①医療スタッフの指示に従い，低濃度の透析液で腹腔内を洗浄します． ②いちばん最初の白濁した透析液を病院に持参して，受診します． ③腹膜炎治療時初期にはAPDは中止し，CAPDに変更する．
出口部，トンネル感染	原因	①カテーテルケアを怠ったり，出口部を不潔にして感染． ②カテーテルを引っ張ったりしたことで損傷し，感染． ③消毒薬やテープによる皮膚のかぶれや掻き傷からの感染．
出口部，トンネル感染	症状	①出口部が赤くはれる．②膿が出る．③痛み
出口部，トンネル感染	対応	①医療スタッフに連絡し，指示に従います．
注液・排液不良※	原因	①カテーテルのチューブの屈曲． ②クランプ類の開け忘れや，クリックチップの折り忘れ． ③腹腔内のカテーテルが跳ね上がってしまっているため，排液ができない． ④カテーテル内のフィブリンによる閉塞．
注液・排液不良※	対応	①カテーテルの屈曲がないかを確認． ②クランプ類が開いているか，接合部が開通しているか，クリックチップの折り忘れがないかを確認． ③上体を左右に揺らしてみたり，臥床してみたり体位を変えてみる． ④透析液バッグを少し加圧し，注入できるか確認する． ⑤医療スタッフへ連絡する．
液漏れ	原因	①カテーテルと皮下組織の癒着不良．②注入量が多すぎた．③過度な腹圧をかけた．
液漏れ	対応	①医療スタッフの指示に従い，注入量を減らす．
ヘルニア（臍，鼠径，陰嚢など）	原因	①透析液を腹腔内に貯留することにより，腹腔内圧がかかるため．
ヘルニア（臍，鼠径，陰嚢など）	症状	①腹痛がある場合とない場合がある．
ヘルニア（臍，鼠径，陰嚢など）	対応	①腹圧をかけないように，医療スタッフの指示に従い注入量を減らす．②受診する．
血性排液	原因	①女性の場合，排卵や月経．②腹部を激しく動かすなどの運動．
血性排液	対応	①月経周期の確認．②血性排液が持続する場合は受診する．

7 透析患者のリハビリテーション

ここでは透析患者のリハビリテーションについて解説します．

★ 透析患者のリハビリテーション

リハビリテーションとは

リハビリテーションの語源は，再び(re-)ふさわしい(habilis)状態になるという意味です．人間らしく生きていく権利を回復することが，リハビリテーションの目的です．能力低下や社会的不利益をかかえる者の社会的統合を達成するためのあらゆる手段を包含します．

低下した身体機能の改善だけではなく，身体の健全な部分の機能向上，補助具の使用や環境調整による動作能力の向上などを通して，自分自身に対して自信を取り戻し，生き生きとした生活を送るためにリハビリテーションを行います．

透析患者の身体機能・日常生活動作(ADL)

透析患者の運動耐容能は，心不全患者や慢性閉塞性肺疾患(COPD：chronic obstructive pulmonary disease)患者と同程度まで低下していることが明らかになっています（図1）．

その原因として考えられるのは，身体活動量の低下です．透析患者は潜在的な心不全状態であり，積極的に運動を行うべきではないと考えられてきました．長期間透析を行っていると，心不全や低血圧等の合併症が発生します．これが，透析患者の生活の質(QOL：quality of life)をいっそう低下させます．合併症の発生は，活動量の減少を招き，廃用症候群に陥るという悪循環を作りだします（図2）．

また，透析患者は心理的に不安定です．透析導入という大きなストレスにさらされて，抑うつや不安，いらだちなどの負の心理的変化が生じるといわれています．

腎臓リハビリテーション

腎臓リハビリテーションは，腎疾患や透析医療に基づく身体的・精神的影響を軽減させ，症状を調整し生命予後を改善し，心理社会的ならびに職業的な状況を改善することを目的として，運動療法，食事療法，薬物療法，教育，精神・心理的サポートなどを行う，長期にわたる包括的なプログラムです．

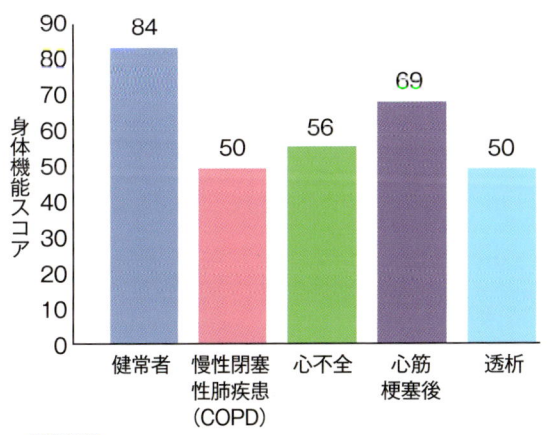

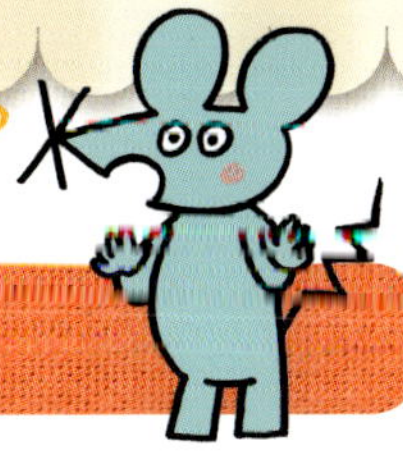

図1 維持透析患者の運動耐容能

健常者 84／慢性閉塞性肺疾患(COPD) 50／心不全 56／心筋梗塞後 69／透析 50

(Painter P：Physical functioning in end-stage renal disease patients：Update 2005. Hemodialysis International 9：218-235, 2005を引用)

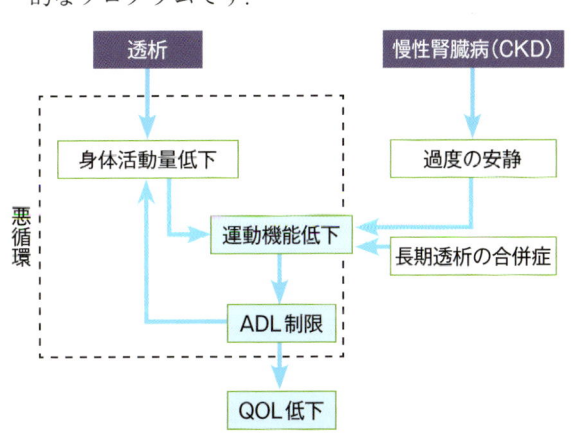

図2 透析患者におけるADL制限とQOL低下に至る流れ

透析／慢性腎臓病(CKD)→身体活動量低下／過度の安静→運動機能低下←長期透析の合併症→ADL制限→QOL低下（悪循環）

維持透析患者の廃用症候群が生じるメカニズムです．透析導入以前から始まる過度の安静，透析導入後の身体活動の低下，長期透析の合併症の3つが要因として考えられます．

(稲川利光編：内部障害．Q91 透析患者のリハビリテーションとは？ ナーシングケアQ&A No.45, ナースの疑問に答えます！ 入院中のリハビリテーション―これだけは知っておきたいベッドサイドの知識と技術―．p211-212, 総合医学社, 2013)

第2章 透析療法の実際

そのなかでも，中核を担うのは運動療法であり，運動耐容能やQOLの改善などをもたらすことが明らかにされています(表1)．運動習慣のある透析患者は生命予後が良いことが明らかになっており，運動療法が腎臓リハビリテーションの主要な因子として重要視されています．

透析中の運動療法

本来，透析患者の運動療法は透析の中日に実施することがすすめられています(透析患者は週に3回通院します)．しかし，透析の中日に外来で運動療法を行うということは，週4回以上も通院することになってしまいます．ただでさえ透析合併症による倦怠感や心理的問題のため，運動療法の継続が困難であるうえに，通院機会の増加は，それ自体がQOLの低下につながる可能性があり，よりいっそう運動の継続を難しくしています．

そこで，透析中に運動療法を実施することが，運動継続の観点では有効といわれています．透析患者は，透析前は心不全や高血圧，透析直後は起立性低血圧などを合併することがあります．心不全に近い状態である透析前に運動を実施する場合よりも，透析中の運動は長く運動を行うことが可能です．そして何より，透析中に運動療法を実施するのであれば週3回の，透析の際に運動療法を行うことができ，改めて運動療法の時間を設定しなくて良いのが，非常に効率的です．

また，透析中に運動ができれば，血圧モニタや自覚・他覚症状の確認を随時医療従事者が行うことができ，リスク管理の面でも利点があります．透析中に実施する運動療法の効果は図3のように報告されています．

表1 透析患者に対する運動療法の効果

①最大酸素摂取量の増加
②左心室収縮機能の亢進(安静時・運動時)
③心臓副交感神経系の活性化
④心臓交感神経過緊張の改善
⑤栄養低下・炎症複合症候群(malnutrition-inflammation complex syndrome)の改善
⑥貧血の改善
⑦不安・うつ・QOLの改善
⑧ADLの改善
⑨前腕静脈サイズの増加(とくに等張性運動による)
⑩透析効率の改善

(上月正博：腎臓リハビリテーション―現状と将来展望―．リハビリテーション医学，43：105-109, 2006)

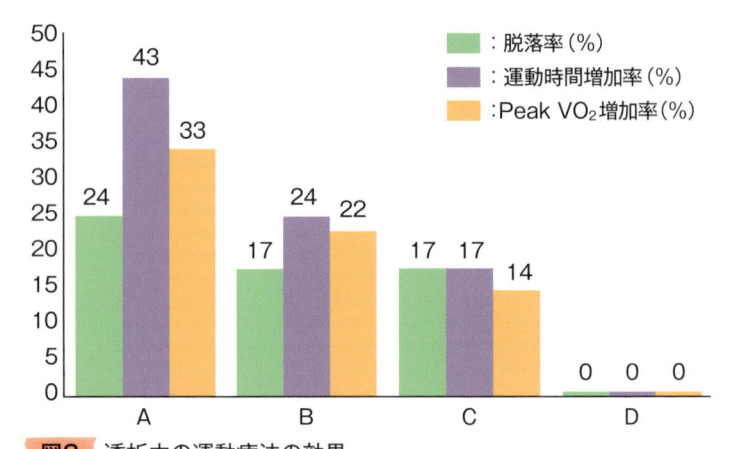

図3 透析中の運動療法の効果

A：非透析日・指導型(N=16)，週3回，6か月の有酸素運動，抵抗運動，ストレッチ群
B：透析中・指導型(N=10)，週3回，6か月の有酸素運動，下肢抵抗運動，下肢ストレッチ群
C：自宅・セルフエクササイズ型(N=10)，週5回以上，6か月の有酸素運動，ストレッチ群
D：対照透析患者(N=12)群

(Konstantinidou E, et al：Exercise training in patients with end-stage renal disease on hemodialysis：Comparison of three rehabilitation programs. J Rehabil Med, 34：40～45, 2002を引用)

A(非透析日・指導型)は運動機能の改善は最も大きいが，脱落率も最も大きい．
B(透析中・指導型)はC(自宅・セルフエクササイズ型)よりも運動機能の改善が大きく，Aよりも脱落率が低い．そのため，透析中の運動は効率的だと考えられています．

NTT東日本関東病院(当院)での取り組み

　当院では2012年より透析中の運動療法を行っています．当院では透析外来患者が，運動機能の低下により，独力のみで通院できなくなることが生じてきたことから，運動療法の介入が開始されました(**図4，5**)．当時，透析外来患者は徐々に高齢化が進み，運動習慣を有している患者は非常に少数でした．そこで，運動療法介入の目的は，

　①廃用症候群の予防・改善
　②日常生活への運動習慣の定着

としました．当院血液浄化センターの医師，看護師，理学療法士が協働して，**図6**に示す流れで透析中のセルフエクササイズ形式での運動療法介入を行います．各職種の役割は**図7**に示す通りです．

　医師は，運動療法開始や中止の判断を行います．看護師は，運動実施の補助や運動継続のモチベーションを保てるようかかわります．理学療法士は，運動の指導，定期的な運動機能，心理状態やQOLの評価を行います．

　運動処方は**表2**に示します．運動は重錘やゴムバンドやボールを使い(**図8**)，上下肢と体幹部の軽強度の抵抗運動を行います．透析中に上肢の運動は実施困難なため，透析前に上肢の運動を実施します．透析中の運動方法を**図9**に示します．

医師，看護師による患者選定
　↓
理学療法士による介入前評価
　↓
理学療法士による透析中の運動指導
　↓
看護師・医師見守りで運動実施

定期的な運動機能評価
pre・1か月・2か月・
3か月・6か月・1年…
(理学療法士により実施)

運動の評価
負荷量の調整
　↓
理学療法士により適宜実施
毎週火曜日に
カンファレンスを実施
(医師，看護師，理学療法士)

図6　運動導入までの流れ

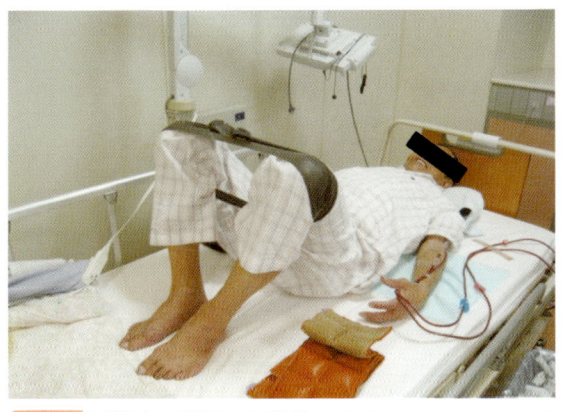

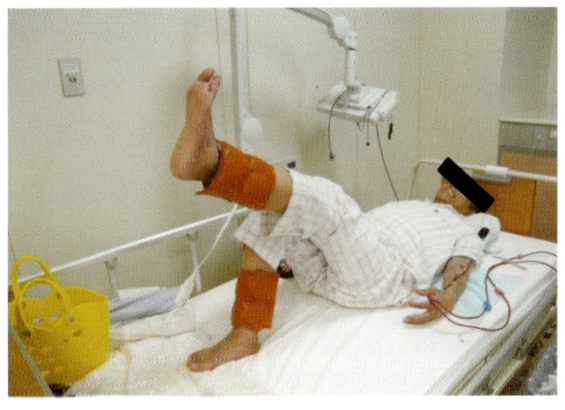

図4　透析中の運動の実際①　上肢にバスキュラーアクセス：下肢の運動

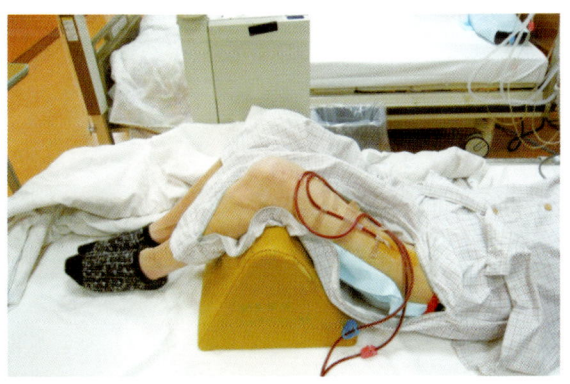

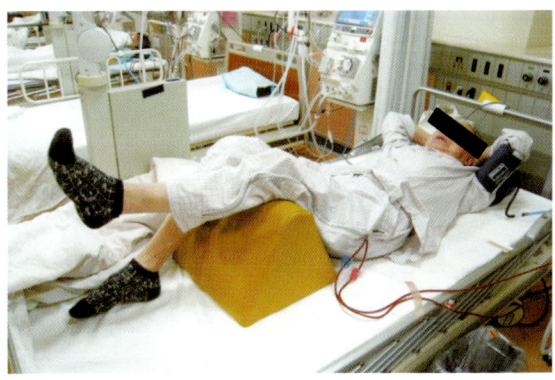

図5　透析中の運動の実際②　下肢にバスキュラーアクセス：下肢の運動

これまで運動中のトラブルはなく安全に実施できています．また，医学的な理由で継続困難となる患者以外は，運動の継続ができています．

　透析中の運動療法を行った効果として，下肢筋力の改善，バランス能力の改善，QOLの改善を認めています．また，透析中に運動療法を行うことに対しての聞き取り調査を看護師が行ってきました．その結果，「歩くのが楽になった」，「坂道や階段が楽になった」，「体力や筋力が落ちていく不安が少なくなった」，「まだやれる．やれば変わることができるとわかった」という回答が多く得られました．治癒することのない腎臓疾患をかかえる透析患者にとって，今までに感じことが少なかった前向きな感覚であると思います．

　運動が継続できている理由としては，「考えていたより楽にできる」，「透析の日だけでよいのが楽しい」，「体力測定で結果が出るとうれしい」という回答が得られました．また，看護師のかかわりに関しては，「頑張っていることを認めてくれる」という回答が得られています．これは，自分自身の存在を肯定的にとらえてくれているという実感であり，生きることへのモチベーションにつながっていくと考えられます．

　これらの運動機能評価や，聞き取り調査の結果から，透析中にセルフエクササイズ形式運動療法を導入することで，"生きるために縛られた時間"から"自分を高めるための前向きな時間"に変容したと考えられます．他職種による包括的なリハビリテーションの成果であるといえます．

引用・参考文献は130頁参照

表2　運動処方

・種目：抵抗運動
　　上肢3種目・下肢6種目・体幹部1種目
・頻度：週3回の血液透析中に実施．
・時間：30分程度
　　（各種目10回×3セットを
　　　基本とする）
・強度：主動作筋の主観的運動強度を目標
　　（旧ボルグスケール）11～13

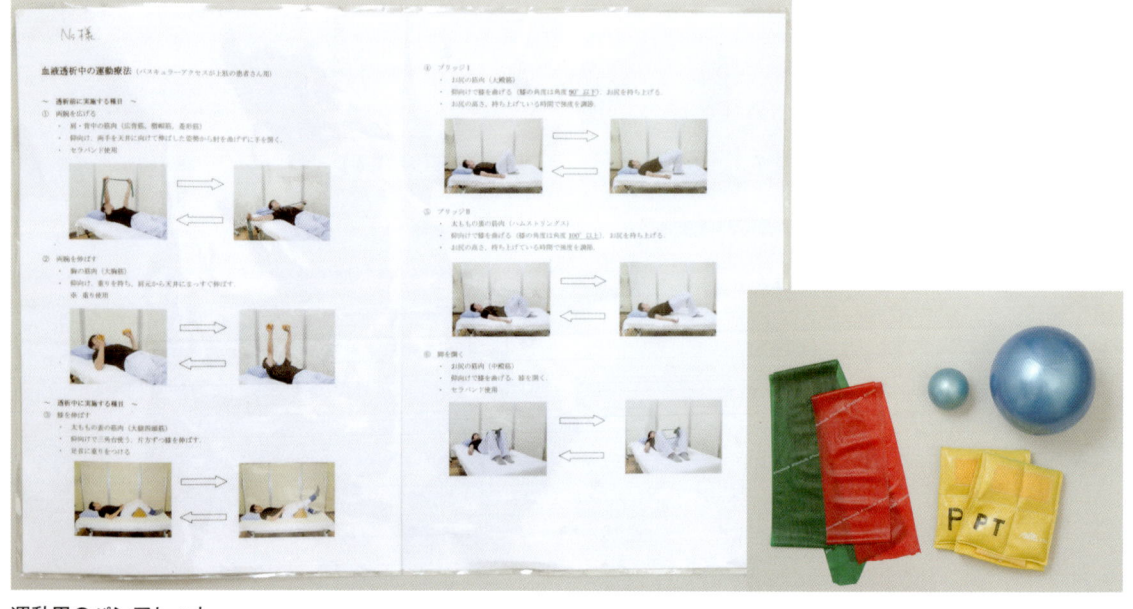

医師
・患者の選定，運動開始や中止の指示

看護師
・運動への促しおよび補助
・モチベーションの維

理学療法士
・定期的な評価，運動処方，運動指導

図7　各職種の役割

運動用のパンフレット

図8　使用物品

運動に使用している道具

図9 透析中の運動方法

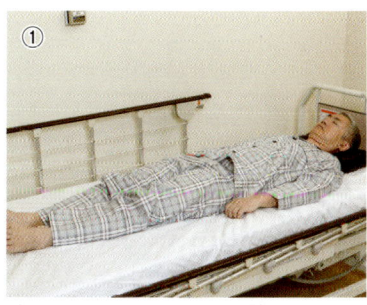

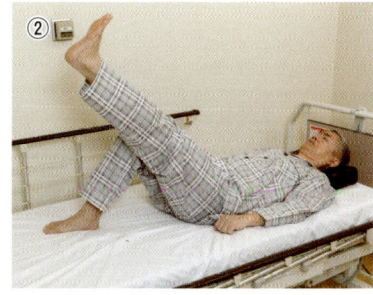

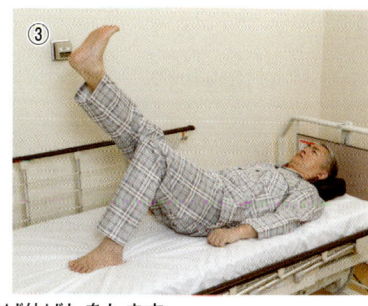

① ② ③

膝を伸ばす運動：大腿四頭筋を使う運動．左右の膝を合わせて，ゆっくりと膝の曲げ伸ばしをします．

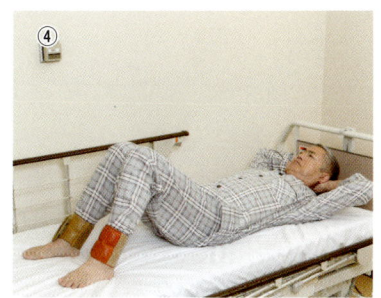

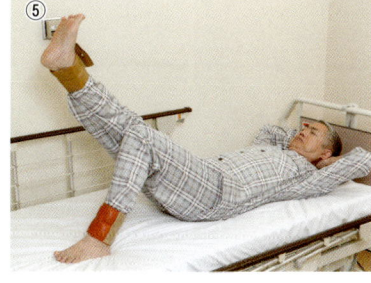

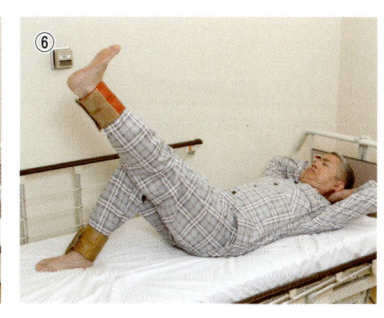

④ ⑤ ⑥

重錘を使った下肢の運動

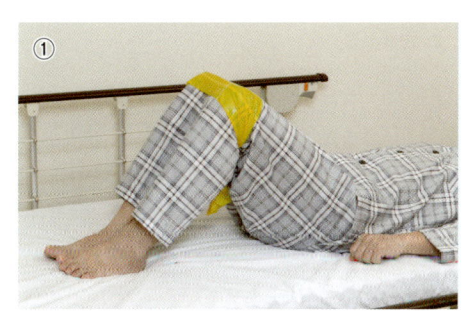

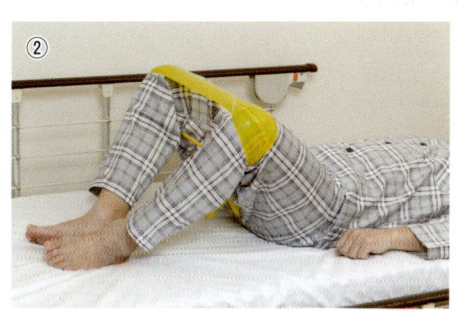

① ②

膝を開く運動：主に中殿筋の運動．左右の膝にゴムバンドを巻きつけて，ゆっくりと膝の開閉をします．

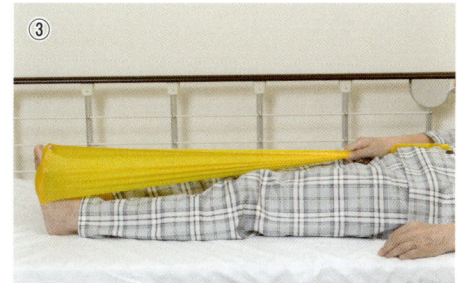

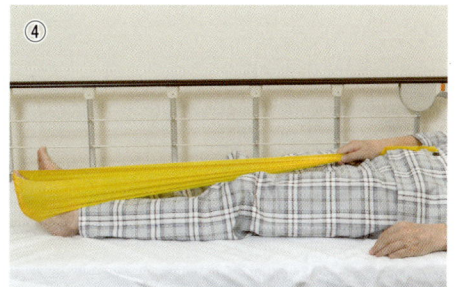

③ ④

ふくらはぎの運動：下腿三頭筋の運動．足の裏にひっかけたゴムバンドを手で持ち，ゴムのテンションを保ちます．ゆっくりとペダルを踏みつけるような運動を行います．

第2章 透析療法の実際

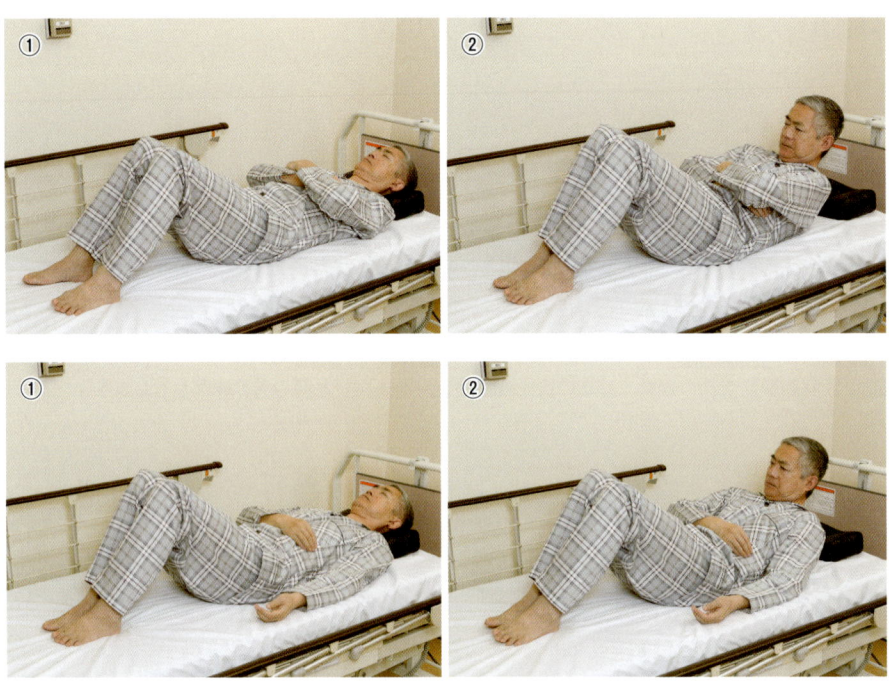

腹筋運動：腹直筋の運動．しっかりと顎を引いてから，頭部を持ち上げます．背部が1/3～1/2離れるよう体を起こします．呼吸を止めないよう注意が必要です．

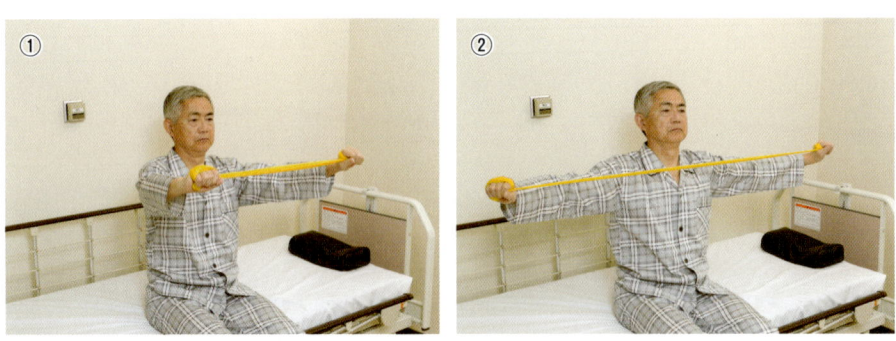

背中の運動：僧帽筋，菱形筋の運動．両手でゴムバンドを持ち，胸の高さに挙上します．ゆっくりと水平に腕を開きます．肘を伸ばすこと，呼吸をとれないことがポイントです．

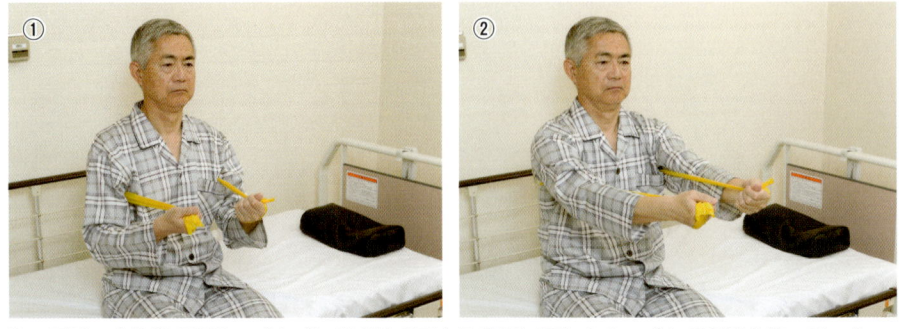

胸の運動：大胸筋の運動．ゴムバンドを腋の下から背部に回します．ゴムの両端を持って，まっすぐに腕を伸ばします．

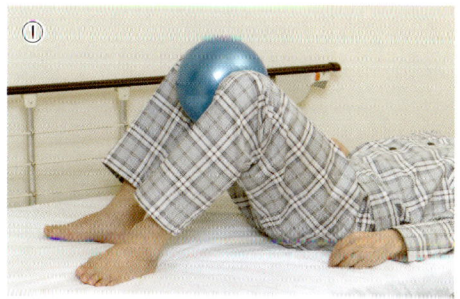

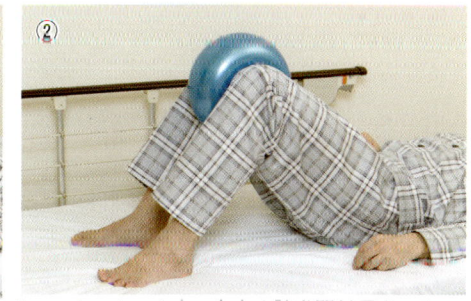

膝を閉じる運動：内転筋の運動．左右の膝を間にボールをはさみます．左右の膝を閉じてボールをつぶします．

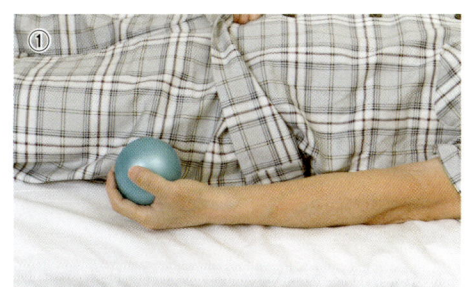

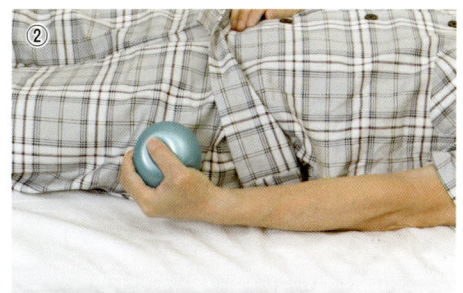

ボールを握る運動．手のひら全体でボールをつかみ，やさしく握って開いてを反復します．末梢の血流を促すことを目的に行うので，やさしく運動します．

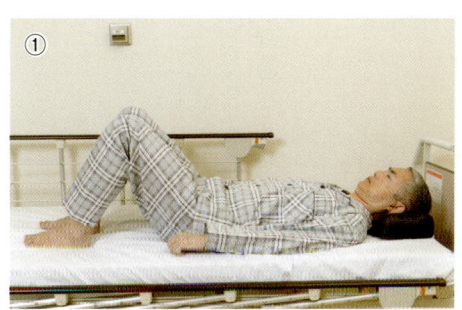

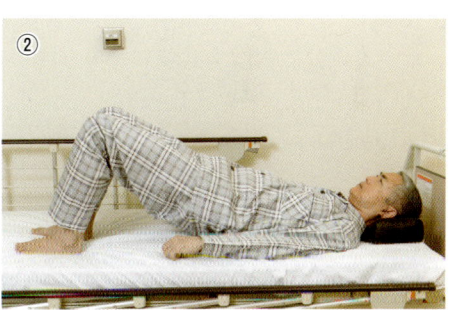

殿部を上げる運動：大殿筋・ハムストリングスの運動．両膝を立てて殿部をゆっくりと挙上します．殿部の上げ過ぎは腰痛の原因となるので注意が必要です．

8 患者指導

🍴 食事療法

腎臓は体内のさまざまな老廃物を排泄したり水分や電解質を調整するはたらきがありますが，透析療法では，腎臓のすべてのはたらきを代行することはできませんので，食事による管理が重要になってきます。

透析間で，水分や塩分・老廃物がたまりすぎないよう注意し，心不全や腎性骨症などの合併症を防ぐことが食事療法の大きな目的です。

【食事療法のポイント】
① 適正なエネルギーの補給
② 適量で良質なタンパク質の摂取
③ 減塩
④ 水分管理
⑤ カリウム制限

☀ 適正なエネルギーを補給する

摂取するエネルギーは，多すぎても少なすぎても栄養状態に影響を及ぼしてしまいます。

患者さん個々に必要なエネルギー量は，性別・年齢・身体活動レベルなどによっても異なりますが，標準体重を指標として算出します。

食事療法基準では，

30～35kcal／標準体重／日

を目安としています。

エネルギーを補給する際に注意しなければならないのは，同時に，塩分・タンパク質・カリウム・リンといった栄養成分の制限も必要になりますので，それらを多く含む副食（おかず）を摂りすぎないようにすることです。

したがって，エネルギーを補給するためには，まず，主食（ごはん）をきちんと摂ることが大切です。表1に慢性腎臓病（CKD：chronic kidney disease）に対する食事療法における摂取基準を提示します。

ごはんを茶碗多めに1杯（180g）食べると，約300 kcal（タンパク質4.5g含む）補給することができます。また，油脂類も高カロリー（1g≒9 kcal）ですので，エネルギー不足気味の場合は，油を使用した料理を取り入れることも工夫の1つになります。

表1 慢性腎臓病（CKD）（ステージ5D）による食事療法基準

	エネルギー (kcal/kgBW/日)	タンパク質 (g/kgBW/日)	食塩 (g/日)	水分	カリウム (mg/日)	リン (mg/日)
血液透析 （週3回）	30～35[注1,2]	0.9～1.2[注1]	<6[注3]	できるだけ少なく	≦2,000	≦タンパク質(g)×15
腹膜透析	30～35[注1,2,4]	0.9～1.2[注1]	PD除水量(L)×7.5＋尿量(L)×5	PD除水量(L)＋尿量	制限なし[注5]	≦タンパク質(g)×15

注1：体重は基本的に標準体重（BMI＝22）を用いる．
注2：性別・年齢・合併症・身体活動度により異なる．
注3：尿量・身体活動度・体格・栄養状態・透析間体重増加を考慮して適宜調整する．
注4：腹膜吸収ブドウ糖からのエネルギー分を差し引く．
注5：高カリウム血症を認める場合には血液透析同様に制限する．

（日本腎臓学会編：慢性腎臓病に対する食事療法基準，2014年版，東京医学社，2014）

ここでは患者指導の1つとしての食事療法について解説します.

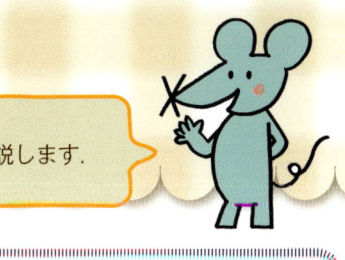

🔴 腹膜透析では甘い物の摂りすぎ注意！
腹膜透析では，透析液に含まれているブドウ糖が腹膜から吸収されます．したがって，甘い菓子類や果物などを必要以上に摂りすぎてしまうと，脂肪として蓄積され，体重増加の原因となってしまいます．

☀ 適量で良質なタンパク質を摂取する

透析（血液の浄化）が導入されると，体内の不要な老廃物を体外へ排出することが可能になります．しかし，透析療法による除去を超えてしまうような過食は好ましくありません．

タンパク質を過剰に摂りすぎると，窒素代謝産物が蓄積されることになります．

また，タンパク質を多く含む食品（肉・魚・乳製品など）には，リンやカリウムも多く含まれています．

反対に，透析療法自体で生じるタンパク質（アミノ酸）の損失という問題もありますので，過不足なく良質のタンパク質を摂ることは，エネルギー摂取と同様に重要です（**図1**）．

【エネルギー補給食品】
・主食をきちんと摂る
・適度に油類や砂糖類を摂る（ただし，摂りすぎは禁物）

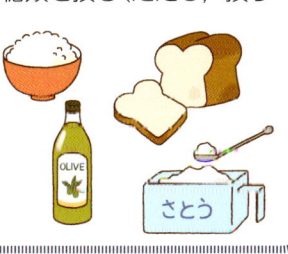

【主菜】
・肉・魚・卵・乳製品など良質のタンパク質を中心に摂る．

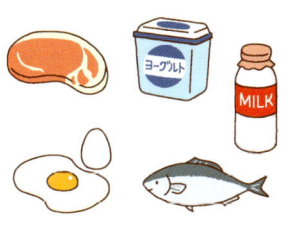

第2章 透析療法の実際

例：標準体重が60kgの患者さんの場合
①エネルギー量
　60kg×30〜35kcal≒1,800〜2,100kcal
　（1,800kcal）
②タンパク質量
　60kg×0.9〜1.2g≒54〜72g（60g）

↓

1食分（1日3食として）
エネルギー≒600kcal
タンパク質≒20g

→

・ごはん（180g）
・エビフライ2尾
・酢のもの
・ゼリー

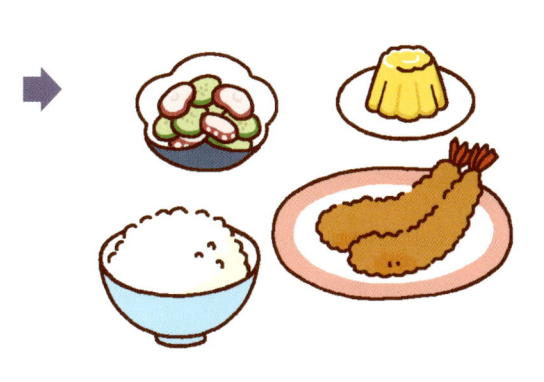

図1 食事の例

良質のタンパク質とは，必須アミノ酸を多く含み，かつ，必須アミノ酸がバランスよく含まれる食品で，肉や魚・卵がその代表です．

食事療法基準では，0.9〜1.2g/標準体重(kg)のタンパク質摂取量が推奨されています．

☀ 減塩

　透析療法の食事管理において，減塩は，最も重要な項目といえます．

　腎臓の機能が低下すると，塩分排泄能力も低下するため，体内に塩分が蓄積しやすくなります．

　塩分が血液中にたまってくると，血液が濃くなってしまうので，塩分を薄めるために，水分も血液中に増えてきます．その結果，体液量が増え，浮腫や血圧上昇の原因となってしまいます．

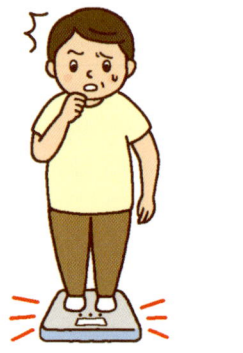

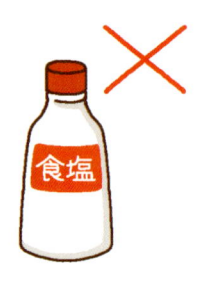

　血液透析患者では，個別にドライウエイト(DW)という基本体重が設定されますが，DWから大幅に超える体重(体液の過剰蓄積)が続いてしまうと，透析によって除去しきれなくなり，その結果，うっ血性心不全や肺水腫をまねいてしまうこともあります．

【減塩のポイント(塩分量は，『塩分早わかり』＜女子栄養大学出版部＞を参照)】

①外食を減らす（1食：3g〜）：外食は多くても1日1回までとしましょう．丼物などの単品料理ではなく定食類を選び，汁や漬物類を残すようにしましょう．

②麺類を減らす（1人分：4g〜）：汁は必ず残すようにしましょう．インスタント麺は避けるようにしましょう．

③汁物を減らす（1杯：1〜2g）：汁物は1日1杯までとしましょう．インスタントの汁物は避けるようにしましょう．

④漬物・佃煮類を減らす（3切：1g〜）：汁物と漬物の組み合わせは避けるようにしましょう．焼きのりなどを代用してみましょう．

⑤加工食品を減らす（1本：0.7g〜）：なるべく生の食材を使用するようにしましょう

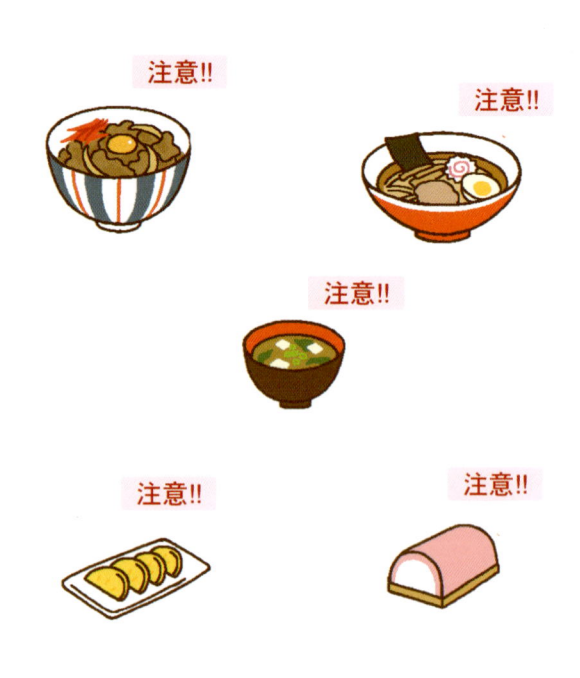

食事摂取基準(血液透析)では，食塩摂取は1日6g未満を目標としています．

減塩の工夫(図2)，栄養成分表示の活用(図3)を提示します．

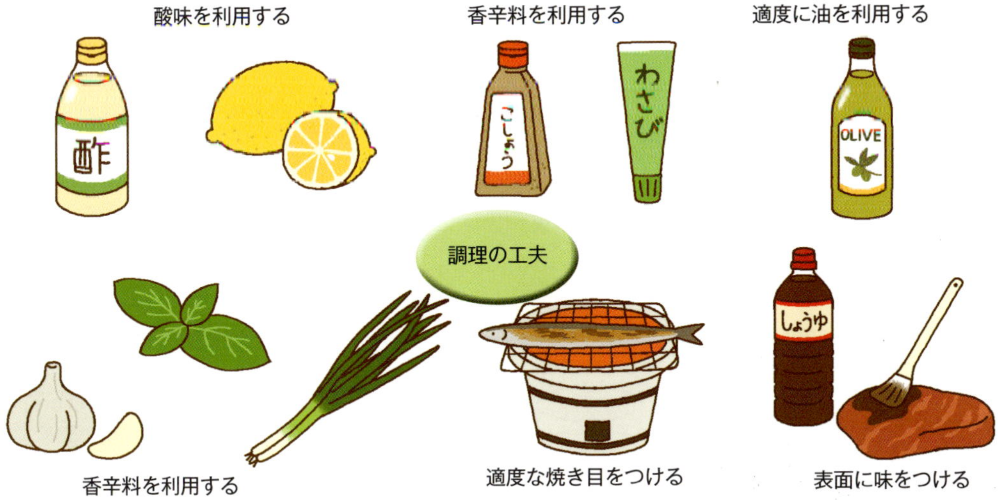

第2章 透析療法の実際

酸味を利用する　　香辛料を利用する　　適度に油を利用する

調理の工夫

香辛料を利用する　　適度な焼き目をつける　　表面に味をつける

■1品(主菜)を強調した味つけとしてみる
- 焼き魚：通常の味つけとする
- 野菜炒め：コショウをきかせ，塩はごく少量に
- おひたし：おかかやゴマを振りかけて

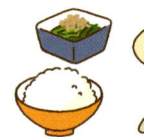

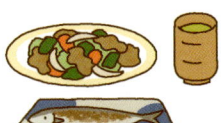

図2 減塩の工夫

＜ある食品の栄養成分表示例＞

- エネルギー：650kcal
- タンパク質：11.9g
- 脂質：43.2g
- 炭水化物：58.3g
- ナトリウム：200mg

(ナトリウム＝食塩ではありません)

ナトリウム(mg)から食塩量(g)を求めるには

↓

ナトリウム(mg)×2.54÷1,000
という計算式から求められます

↓

簡単に覚えるには
ナトリウム　400mg≒塩1g

(食塩量は0.5gとなります)

図3 栄養成分表示の活用

水分管理

体重の増加（体液量の増加）を抑えるためには，減塩とともに水分管理も重要です．

塩分の多い食事を摂ると，のどが渇き水を飲みたくなります．

塩分の摂りすぎが水の摂りすぎを導き，塩と水の悪循環に陥り，結果的に透析間の体重増加につながってしまいます（図4）．

【備考】
ある食品の栄養成分表示
・エネルギー
・たんぱく質
・脂質
・炭水化物
・食塩相当量

食塩相当量はナトリウム量から換算できます．

ナトリウム(mg)×2.54÷1000という計算式から求められます

→ ナトリウム400mg ≒ 塩

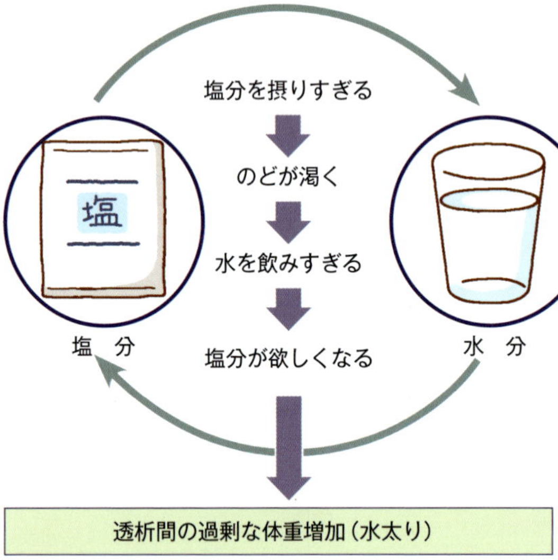

水分バランス

私たちの身体に含まれる水分は，体重の60％を占めています．

透析の患者さんは1日の尿量が健康人に比べて少ないため，飲水量も尿量に応じて調整しなければなりません．

身体に入ってくる水分(in)と，身体から出ていく水分(out)から1日の適切な飲水量を算出します（図5）．

水分制限の対策

・常にうがいをする．
・水が飲みたくなったら，少量の氷をなめるようにする．
・濃いめで熱めの美味しいお茶を少量飲むようにしてみる．
・野菜や果物類の摂りすぎに注意する（野菜・果物類の90％ぐらいは水分）．→同時にカリウムも制限できる．
・湿度のある涼しい場所で過ごすようにする．

塩分を摂りすぎる
↓
のどが渇く
↓
水を飲みすぎる
↓
塩分が欲しくなる

透析間の過剰な体重増加（水太り）

図4 塩と水の悪循環

体内に入ってくる水（in）
・食事の水分：800mL
・代謝水：300mL
　（糖質や脂質が体内で燃焼してエネルギーに変わるときにできる水）
・飲水量：（　　　）mL

＝

体外に排泄される水（out）
・尿量：（　　　）mL
・便　：100mL
・不感蒸泄：900mL
　（呼吸や汗・皮膚から出ていく水）
・透析除水量：（　　　）mL

↓

体外へ排泄される水（mL）－（800mL＋300mL）

↓

1日の飲水量

血液透析では，透析間（中1日）の体重増加をドライウエイトの3％以内に収めることが目標

図5 水分の出納

〔武田英二：水分出納．栄養学（新クイックマスター），p23，医学芸術社，2013〕

🍊 カリウム制限

心臓の収縮に関係しているカリウムの上昇についても注意が必要です.

カリウム値が高くなると心臓にダメージを与え, 脈が乱れたり, 急に心臓が止まったりすることがあります.

カリウムは尿や便から排泄されますが, その90％は腎臓で行われていますので, 透析患者のように尿量が少なくなると, カリウムの排泄も少なくなって血液中にたまっていくようになります.

カリウムを多く含む食品の摂りすぎに注意し, 便秘を防ぐことが大切です.

カリウムを多く含む食品

タンパク質を多く含む食品には, カリウムも多く含まれています.

まずは, タンパク質の過剰摂取を避けることが肝要です. また, 生果物やジュース類, 芋類, 豆類・生野菜, コーヒー(とくにインスタントコーヒー)にもカリウムは多く含まれています(図6).

カリウムを減らす工夫

カリウムは水に溶ける性質がありますので, 野菜などをゆでたり, 細かく切って水にさらしたりすると, カリウムを減らすことができます(ゆで時間や水にさらす時間・切り方によっても異なりますが, 2～3割のカリウムを減らすことができるといわれています).

食事療法基準：血液透析(週に3回)の場合＝カリウム摂取量は1日2,000mg以下

【ポイント】
腹膜透析の場合, 透析液にカリウムは含まれておらず, 体内のカリウムがある程度, 排液の中に失われてしまうため, 血中のカリウム値が高くなければとくにカリウムを制限する必要はありません.

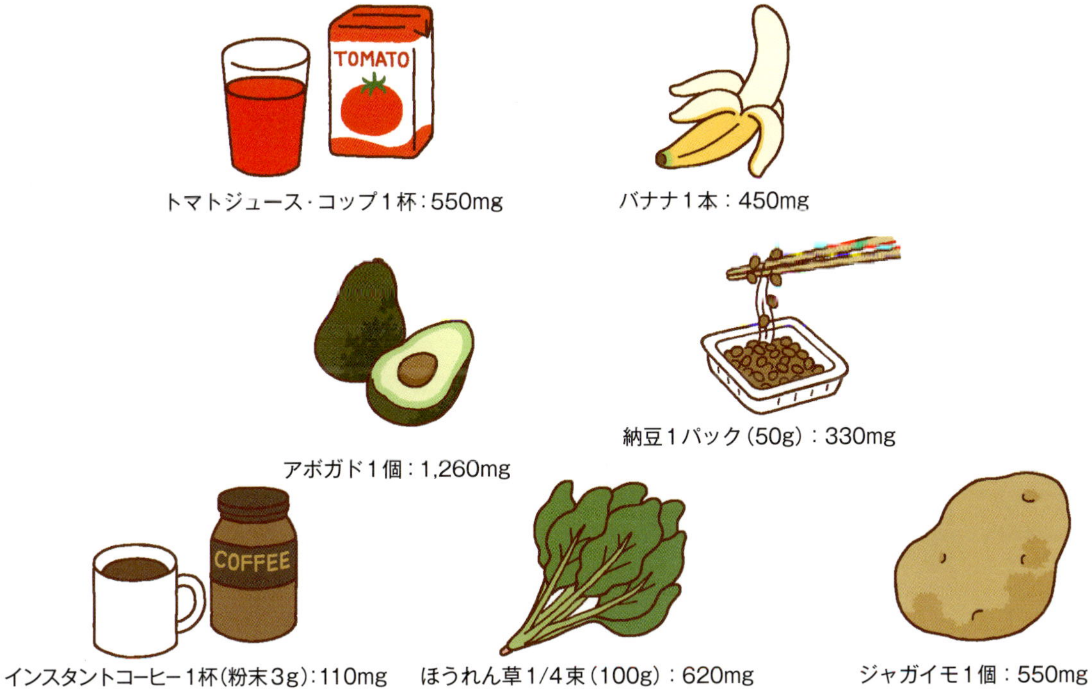

トマトジュース・コップ1杯：550mg

バナナ1本：450mg

アボガド1個：1,260mg

納豆1パック(50g)：330mg

インスタントコーヒー1杯(粉末3g)：110mg

ほうれん草1/4束(100g)：620mg

ジャガイモ1個：550mg

図6 カリウム含有量(目安)

図7 透析患者とリン・カルシウムの関係

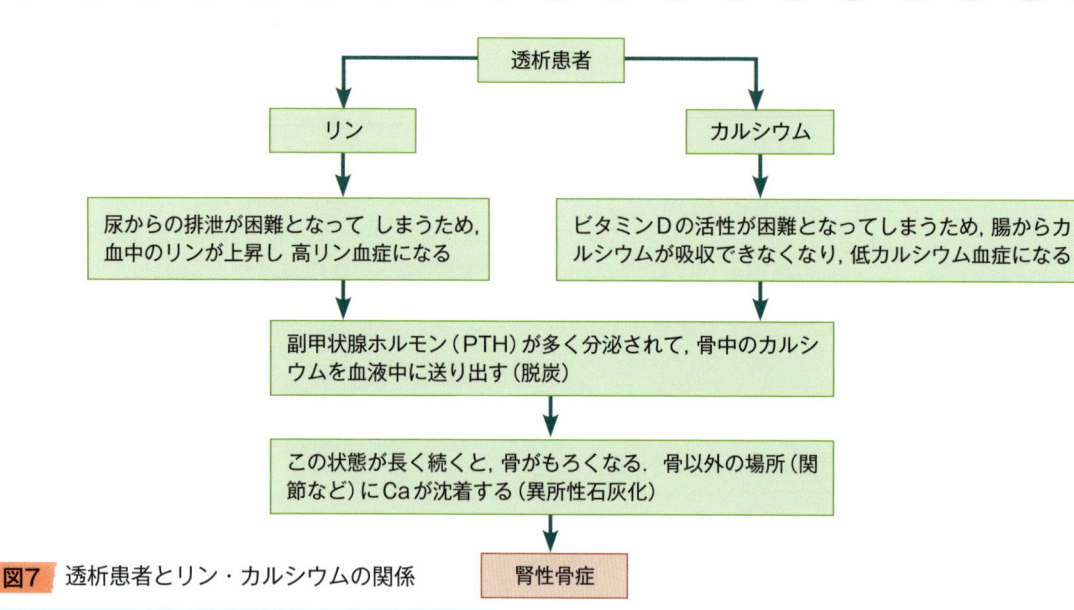

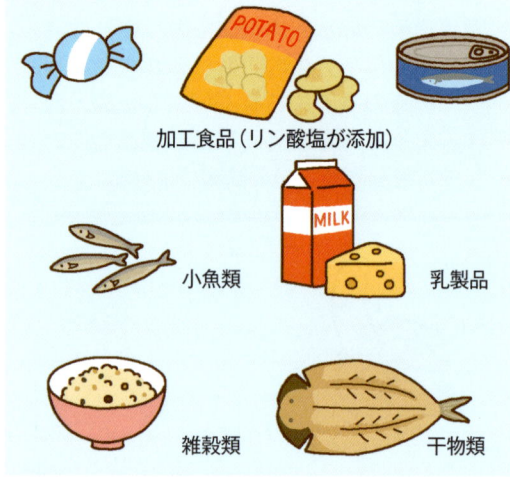

図8 リンを多く含む食品

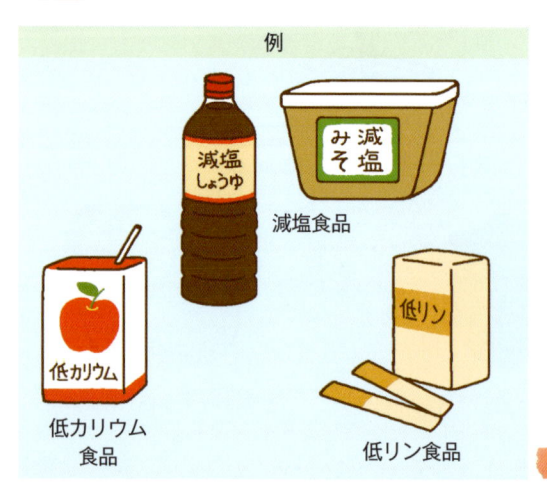

図9 特殊食品

🌞 リン制限

　骨の主成分であるリンとカルシウムの値を正常に保つことも透析患者にとっては重要です．
　食事療法のみでリンをコントロールすることは非常に難しいため，内服（リン吸着剤）と併用して管理される場合が多いです（**図7**）．

リンを多く含む食品

　カリウムと同様，リンもタンパク質を多く含む食品に多く含まれていますので，タンパク質の摂取過剰を避けることが基本となります．
　リンを多く含む食品として代表的なものは，乳製品や小魚・干物類，玄米や雑穀類ですが，保存料としてリン酸塩が添加されている加工食品の摂りすぎも要注意です（**図8**）．これらには塩分も多く含まれています．

🌞 ＜付録＞特殊食品の活用

　通信販売で，治療用特殊食品（減塩食品や低カリウム・低リン食品）を購入することができます（**図9**）．詳しくは管理栄養士にお尋ねください．

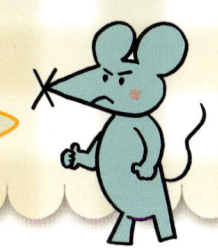

ここでは患者指導の1つとしての降圧療法について解説します.

降圧療法

血圧管理

高血圧は全透析患者の約7割が合併するといわれています.

血圧管理の目的は,動脈硬化によって引き起こされる心血管イベント発症,死亡の予防です.透析患者は,一般と比べてはるかに心血管イベントリスクが高いために血圧管理が重要です.透析患者の高血圧コントロールはまず適切なドライウエイト(DW)設定から始まります.

高血圧の原因は**表1**があげられますが,そのなかで主因は体液量過剰にあると考えられています.

DWとは体液量を正常まで是正した体重を示しており,「体液量が適正で,透析中に過度の血圧低下を生じることがなく,かつ長期的にも心血管系への負担が少ない体重」と定義されています.このDWは年齢や心疾患その他合併症や透析推移などのさまざまな因子により設定されます.DW決定の指標としては,**表2**があげられます.

透析導入後は余分な体液を透析により除水ができるため,60%以上の患者さんで高血圧は改善するといわれています.

このため透析導入前は数種類の降圧薬を内服していた患者さんでも,透析導入後は内服薬を減量できることをしばしば経験します.

血圧管理目標値

適切なDWを設定したうえで,透析患者の血圧管理目標値は,

透析前:140/90mmHg 未満
透析後:130/80mmHg 未満

です.

24時間自動血圧測定(ABPM)で,昼は135/85mmHg未満,夜は120/80mmHg未満を目指します.

これら血圧管理目標値は,長期的な心血管障害の発症を予防する目的で,これまで蓄積されたデータから設定されています.

表1 高血圧の原因

①体液量過剰
②レニン-アンジオテンシン系の亢進
③交感神経活性の亢進
④内皮依存性血管拡張の障害
⑤尿毒素
⑥遺伝因子
⑦エリスロポエチン

表2 DWの決定のための指標

①血圧
②心胸郭比(50%以下)
③心エコー所見
④体液組成測定
⑤体液量測定
⑥下大静脈径測定
⑦内分泌(HANPなど)

透析間の体重増加がリスク

体液過剰を是正するため,減塩を基礎とした透析間の体重増加を抑制する必要があります.

日本透析学会によれば,透析間の体重増加量が2%以下と6%以上で予後が不良であったと報告されています.

このため,中1日でDWの3%,中2日で5%を限度とすべきであるとされています.

低血圧もリスク

一方,透析患者の血圧は低ければよいというわけではなく,低血圧になると死亡率が関連することも報告されています.Jカーブ,Uカーブといわれる現象です.

透析患者で低血圧の場合,DWが厳しい可能性,心機能の低下,自律神経機能障害,栄養不良,感染症,貧血,ほかさまざまな患者さん個々の病態が関与している可能性があります.

低血圧のままだと,透析困難や心血管イベント,シャント閉塞などのリスクが高めるため,患者さ

んそれぞれの病態を把握し，透析条件設定や病態に応じた治療介入を行う必要があります。

血圧が110/60mmHg以下になると死亡率が有意に上昇したとの報告があります。

☀ 脈圧上昇もリスク

脈圧の異常は，大動脈の石灰化，心臓の弁膜症の存在を示唆する可能性があり，透析患者では，脈圧の上昇と心血管イベントの相関が示されています。

☀ 血圧変動もリスク

透析患者で血圧変動しやすいほど生命予後が不良といわれています。

☀ 降圧薬の選択

体液量コントロールを行っても，血圧管理目標値に到達しない場合は降圧薬の内服を検討します。

透析患者における高血圧治療の実際を図1のようなアルゴリズムで示します。

降圧薬は以下の薬剤が代表的です。

Ca拮抗薬

動脈硬化病変を有するさまざまな病態においても選択しやすく，長時間作用型Ca拮抗薬により確実な降圧と血圧変動抑制が可能となります。肝排泄性で有用です。

RA系阻害薬

透析患者はレニン－アルドステロン系(RA)が亢進している場合が多く，心血管イベント，心肥大の原因の1つとなっています。これらを予防するためにRA系阻害薬が推奨されています。

高カリウム血症患者では，増悪させる可能性があるため注意が必要です。

β遮断薬

透析患者の交感神経系の亢進(脈拍の速い傾向にある)を伴う高血圧に対して効果があります。

虚血性心疾患の心保護作用，心機能改善，生存率改善の報告があります。

気管支喘息や慢性閉塞性肺疾患患者では，症状を悪化させる可能性があり，投与にあたっては注意が必要です。高度徐脈患者では禁忌です。

利尿薬

透析導入後の残腎機能のある患者さんでは，利尿薬を投与することで透析間体重増加を抑えることができ，血圧変動の少ない安定した透析経過が期待できます。

その他

日本高血圧学会ガイドラインでは，透析性の少ない降圧薬を用いることで，透析時の血圧変動を少なくすると報告されています。

起立性低血圧(糖尿病患者の神経障害として合併することが多い)や，透析中の低血圧の有無を確認しながら内服薬を調整していきます。

実臨床においては，透析中は除水を行うため透析中の血圧低下を回避する目的や薬剤の透析性を考慮して，降圧薬の内服タイミングを「透析後にすること」や「非透析日のみ内服する」といった患者さんの特徴に応じ，工夫しながら降圧コントロールを行っています。

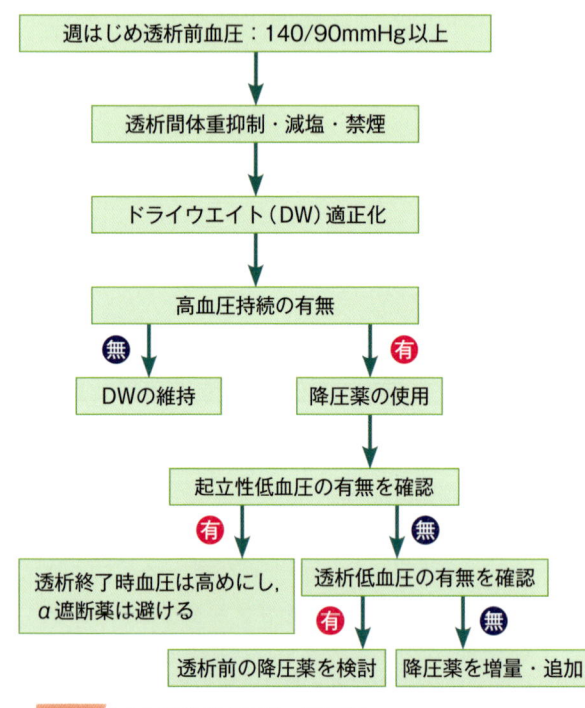

図1 高血圧治療のアルゴリズム

ここでは患者指導の1つとしての薬物療法について解説します.

薬物療法

意義

透析患者における薬物療法では,薬物代謝や残腎機能,肝機能,低栄養,老化,薬物相互作用など多くの要因に注意をはらう必要があります.透析患者に安全な薬物治療を行うために,医師のみならず薬剤師,看護師などとともにチーム医療を行うことが重要です.

薬物動態と透析の影響

薬物が生体内に投与されると,吸収→分布→代謝→排泄の過程をたどります.

透析患者では,薬物の投与に配慮が必要です.腎機能が廃絶しているために薬剤排泄遅延が起きており,薬剤血中濃度上昇を生じやすいです.それぞれの薬剤の代謝・排泄経路,透析性の有無によって,薬剤の投与量調整が必要です.

副作用を起こさないために,透析患者では投与するすべての薬剤について,適切な薬剤選択で,適切な量かどうかを確認することが望ましいです.

血液透析患者における体内薬物動態,代謝の変化に関与する因子を表1に示します.

表1 透析患者で体内薬物動態に影響を与える因子

- 代謝・排泄経路:腎代謝の関与が大きい薬物で影響が大
- 残存腎機能:腎毒性を考慮
  透析による除去,透析膜・回路への吸着:分子量,タンパク結合率,分布容積(Vd:volume of distribution)などにより決定される
- 消化管吸収の変化:腸管浮腫
- タンパク結合能の変化
- Vdの変化:脂溶性か水溶性か
- 腎外代謝の変化

薬物療法と合併症

表2に透析患者における禁忌薬剤を示します.具体的に注意すべき薬剤について以下に説明します.

抗菌薬

抗菌薬は腎排泄性薬物が多いので,透析患者では減量が必要なことがしばしばあります.

ペニシリン系,セフェム系抗菌薬は,腎排泄率が50～90%で半減期が短く,透析性もあります.安全域が広いです.

カルバペネム系でイミペネム/シラスタチンナトリウム(IPM/CS)は中枢神経毒性が高く,けいれんが誘発されやすく透析患者では避けるべきです.

中毒域と治療域の近い薬物であるアミノグリコシド,バンコマイシンなどは薬物血中濃度モニタリング(TDM:therapeutic drug monitoring)を行うことが望ましいです.

リネゾリド(LZD)は腎機能による投与量調整は不要とされているが,腎機能低下患者では血小板減少などの副作用頻度が高いことが報告されています.

ニューキノロン系とテトラサイクリン系の内服抗菌薬は,炭酸カルシウムや鉄剤などとキレートを形成し吸収が低下するために,経口薬では服用タイミングの調整を行います.

抗ウイルス薬

抗ヘルペス薬であるアシクロビルは,神経・精神障害をきたす可能性があり,高齢者や女性で高用量投与が必要な帯状疱疹症例では注意が必要です.

抗インフルエンザ薬であるオセルタミビル(タミフル®),ペラミビル(ラピアクタ®)は腎排泄型の薬剤であり,減量が必要です.吸入薬であるザナミビル(リレンザ®)やラニナミビル(イナビル®)は調節が不要です.

B型肝炎,C型肝炎治療に用いられるインターフェロン,核酸アナログ製剤は透析患者において投与量の調節が必要です.リバビリンは腎不全患者では重篤な副作用を生じることから禁忌となっています.

降圧薬

AN69膜による透析では，ACE阻害薬投与によりアナフィラキシー様症状を呈することが報告されており，禁忌です．

抗不整脈薬

ジゴキシンは腎排泄性で他の薬剤の影響も受けやすいことから，中毒を回避するためにTDMが必須です．

ピルジカイニド（サンリズム®），ジソピラミド（リスモダン®）は半減期が延長することから，減量を要します．

抗凝固薬

ワーファリンは透析患者では出血性リスクが増加することから，その有用性が論争となっています．

日本透析医学会のガイドラインでは，透析患者におけるワーファリン使用は慎重に行うことが推奨されています．

高脂血症治療薬

腎排泄性のフィブラート系薬剤は，腎機能低下症例では横紋筋融解症を引き起こすことがあるために禁忌です．

スタチンでは，ロスバスタチン（クレストール®）がCCr＜30mL/分/1.73m^{2}の患者では初期量は2.5mg/日で最大5mg/日となっています．

血糖降下薬

インスリン抵抗性改善薬であるビグアナイドは腎排泄性で乳酸アシドーシスを起こし予後不良であるので禁忌です．ピオグリタゾン（アクトス®）は体液貯留の可能性が指摘されており，禁忌です．

インスリン分泌促進薬では，SU剤（スルホニル尿素薬）は，重篤な遷延性低血糖を起こすことがあるので禁忌です．最近は，DPP4阻害薬が透析患者で頻用されていますが，薬剤により投与量の調整が必要です．

向精神薬

透析患者では認知機能低下やうつ状態，不眠といった精神神経症状が多くみられます．

透析患者はタンパク結合率の減少がみられることから，高齢者，低栄養患者では低用量から使用します．

不眠や不安に対してはベンゾジアゼピン系薬が頻用されていますが，透析患者，とくに高齢者ではせん妄などの副作用や転倒リスクが高くなるので，少量の一時的な投与にとどめるほうよいです．

その他

NSAIDs：残腎機能を低下させてしまうことがあるので，安易な処方は避けたい薬剤です．

H$_2$ブロッカー：減量せずに使用すると血中濃度が上昇し，汎血球減少を起こすことがあります．

マグネシウム製剤：高Mg血症により，低血圧や不整脈をきたすことがあります．

表2 透析患者における禁忌薬剤

分類	薬品名	理由
抗ウイルス薬	アマンタジン（シンメトレル®） ホスカルネットナトリウム（ホスカビル®） リバビリン（レベトール®/コペガス®） テラプレビル（テラビック®）	中枢神経症状（けいれん，意識障害） 腎機能障害 重大な副作用リスク大
降圧薬	ACE阻害薬	AN69膜との併用によりアナフィラキシー症状
抗不整脈薬	ジソピラミド徐放薬（リスモダン®） ベンゾリン（シベノール®） ソタコール（ソタコール®）	視覚症状，緑内障，低血糖（とくに意識障害を伴う低血糖） 重篤な副作用
高脂血症薬	ベザフィブラート（ベザトールSR®） フェノフィブラート（リピディル®）	横紋筋融解症
血糖低下薬	アセトヘキサミド（ジメリン®） グルメピリド（アマリール®） グリベンクラミド（ダオニール®） ピオグリタゾン（アクトス®） ナテグリニド（ファステック®，スターシス®） メトホルミン（メルビン®） ブホルミン（ジベトス®） エキセナチド（バイエッタ®，ビデュリオン®）	低血糖 体液貯留 低血糖 乳酸アシドーシス 消化器系副作用
抗凝固薬	ダビガトラン（プラザキサ®） アピキサバン（エリキュース®） リバーロキサバン（イグザレルト®）	出血リスク大
向精神薬	炭酸リチウム（リーマス®） デュロキセチン（サインバルタ®）	蓄積性 血中濃度の上昇

ここでは患者指導の1つとしての検査データの読み方について解説します．

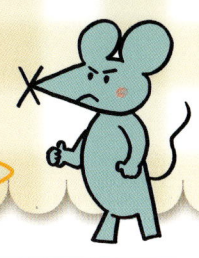

検査データの読み方

透析効率

血液透析効率は尿素クリアランスで示されます．
尿素クリアランスを決定する因子は，血液量，透析液還流量，ダイアライザーの性能により決定されます．

適正血液透析の条件

適正血液透析の定義は，「血液透析に関連する特別な症状や合併症をきたすことなく，腎機能が正常な場合に可能なかぎり近い体内環境が得られ，かつ死亡リスクを可能なかぎり低下させる透析」とされています．

適正血液透析であるか否かは尿素除去率（URR：urea reduction ratio），Kt/V*，透析時間，標準化タンパク質異化率（nPCR：nomalized protein catabolic rate），体重増加率，ドライウエイト（DW）などの指標を総合的に評価して判断します．

尿素除去率（URR）

URRは，治療前後の血中尿素窒素（BUN：blood urea nitrogen）の血中濃度から算出します．
透析前BUN濃度を「BUN(pre)」，後のBUN濃度を「BUN(post)」とすると，

$$URR (\%) = (1 - BUN(post) / BUN(pre)) \times 100$$

となります．
URR＝65％以上を目標とします．
日本透析医学会の報告によると，Kt/Vが高いほど死亡のリスクは低く，逆にKt/Vが低下するにつれて，死亡リスクは増大していきます．
このため，Kt/Vが1.4以上となるように血液透析条件を設定するのが望ましく，最低でも1.0は確保すべきとされています．

標準化タンパク質異化率（nPCR）

体タンパクの異化速度を示し，タンパク摂取量の指標として用いられます．体タンパクの異化速度は体タンパクの合成速度に等しく，タンパク摂取量に等しいです．
nPCRが0.9g/kg/日を下回って低くなると死亡のリスクが増大するので，nPCRの適正水準は0.9g/kg/日以上とされています．

> **用語解説**
>
> **Kt/V**
> ・ダイアライザーの数式
> K：尿素クリアランス，t：透析時間，V：体内水分量
> ・Ktは尿素除去からみた血液透析量を表します．
> ・Ktを身体の大きさの指標として体内水分量（V）で割ると，血液透析の指標となります．
> ・Kt/V＝1.0とは，「全体を一通りきれいにした」ことを意味します．

貧血

腎性貧血

慢性腎臓病の進行に伴ってステージ3以降になると，腎性貧血が出現し，透析患者では大多数にみられます．内因性エリスロポエチン（EPO：erythropoietin）の産生低下，造血阻害物質の蓄積によって赤血球分化・増殖の障害を招くことが原因です．貧血の進行により，QOLのみならず，腎障害悪化，心血管合併症の増加，易感染症など生命予後にも影響を与えることが指摘されています．この腎性貧血の治療はEPOの補充で，ヒトエリスロポエチン製剤（rHuEPO：recombinant human erythropoietin）が開発され改良が加えられて現在，赤血球造血刺激因子製剤（ESA：erythropoiesis stimulating agent）として汎用されています．

Hb（ヘモグロビン）での治療開始目安はHb 9.0～10.0g/dLの間で開始が望ましいとされています．Hbを上昇しすぎるとかえって，心血管イベント・死亡リスクが増大することからHb≧11.5g/dLは望ましくないとしています．

この理由は，透析患者では進展した動脈硬化病変を有しており，血液粘度の増加から心血管系合併症が増加するのではないかと指摘されています．

ESA低反応性について

原因を**表1**に示します.

ESA投与にもかかわらず十分なHb増加がなく，その結果ESA投与量が増加している患者の予後が悪いことが示されています．この原因には，鉄欠乏，消化管出血，悪性腫瘍，感染症，二次性副甲状腺機能亢進症，透析不足などが関与する可能性があり，これらの要因を精査し，可能なかぎり解決する必要があります．

表1 ESA低反応の原因

鉄欠乏
出血・失血（消化管出血，性器出血，ダイアライザーへの残血など）
炎症・感染症
悪性腫瘍（多発性骨髄腫，その他）
アルミニウム蓄積
二次性副甲状腺機能亢進症
ビタミンB_{12}・葉酸欠乏
抗EPO抗体
低栄養
尿毒症（不十分な透析）
ビタミンC欠乏
亜鉛欠乏・銅欠乏
薬物（レニン・アルドステロン阻害薬）

〔日本透析医学会：慢性腎臓病患者における腎性貧血治療のガイドライン．日本透析医学会雑誌41(10)，p696，2008をもとに作成〕

鉄補充療法

日本透析医学会では，試験管スライド凝集反応検査（TSAT：transferrin saturation）≦20％，血清フェリチン（Ferritin）値≦100ng/mLで鉄補充療法の開始基準としています．

欧米ではESA製剤投与量の効率的使用を促す目的で使用される場合もありますが，鉄過剰は心血管病変の増悪や感染症など生命予後を悪化させるとの報告もあります．

そのため鉄欠乏が解消された時点で補充療法は中止するのが望ましいと考えられています．

骨代謝

腎臓は副甲状腺ホルモン（PTH：parathyroid hormone）の調節を受けて，カルシウム（Ca）やリン（P）を尿中に排泄する一方，活性型ビタミンDの産生臓器として，腸管でのCa吸収や骨代謝の維持にも関与しています．このため透析患者では，活性型ビタミンD低下やリン蓄積とともに骨病変・ミネラル代謝異常が生じます．この病態は腎性骨異栄養症といわれ，腎不全に伴って起こる骨病変の総称です．腎不全では過剰なPTHの作用により，骨形成と骨吸収の両方が亢進し線維性骨炎などの骨病変を起こします．

近年はこの病態は血管石灰化を介して，生命予後にかかわることが示されています．国際腎臓病診療ガイドライン機構（KDIGO：Kidney Disease Improving Global Outcome）は「慢性腎臓病に伴う骨・ミネラル代謝異常（CKD-MBD：CKD-mineral and bone disorder）」と全身性疾患としての概念を創出し，その管理も生命予後改善を目標として行われるようになっています．

二次性副甲状腺機能亢進症

腎機能低下に伴う活性化ビタミンD低下→低Ca血症，P蓄積により過剰なPTH産生が起こり線維性骨炎を起こします．この結果，骨は脆弱となり骨折や骨痛を引き起こしQOL低下にかかわります．

さらにPの蓄積に伴う血管石灰化によって血管イベントのリスクが上昇し，生命予後に関係しています．

これに対する治療として活性化ビタミンD製剤で不足を補うことで，低カルシウム血症，PTH亢進の改善をはかります．

また高P血症は直接的にPTH分泌を亢進させるので，リンの管理も重要です．

CKD MBD透析導入後の管理

これまでのガイドラインでの目標値を表2に示します．

生命予後にかかわる順位で，P＞Ca＞PTHと治療優先が決められており，リン値の管理が最も重要です．

治療管理方法は図1のようになっています．

P管理

Pが生命予後に与える相対危険度が最も高いとされています．

その治療の基本は，十分な透析と食事療法です．タンパク質を1.0～1.2g/kg DW/日程度に制限します．

その是正の上で内服薬による高P血症の改善をはかります．

わが国で使用可能な薬剤は以下のとおりです．

①カルシウム系

安定したP吸着薬で安価です．胃酸分泌抑制薬との併用によりその作用が減弱します．

高Ca血症の原因となりやすいので，1日量の上限を3gまでとなっています．

②塩酸セベラマー，ビキサロマーのポリマー系

Ca濃度に影響を与えることなくPを吸着します．便秘などの消化器症状の副作用が多いです．

③炭酸ランタン

Pの吸着作用が強いものの，蓄積性の長期的な観察が必要であるといわれています．消化器症状の副作用もあります．

④クエン酸第二鉄

鉄欠乏性貧血を合併する場合，使いやすいと考えられています．

Ca管理

活性化ビタミンDによって行われますが，高Ca血症の出現に注意し用量調整を行います．

PTH管理

十分な透析，食事療法，P吸着薬使用の上で，維持療法としての活性化ビタミンD製剤の投与を行います．

活性型ビタミンD製剤には，生命予後を改善させるという報告が散見されます．

PTH亢進に対する治療薬としてはシナカルセ

表2 CKD-MBDガイドランにおけるCKD 5Dでの管理目標

ガイドライン	P (mg/dL)	Ca (mg/dL)	Ca×P (mg²/dL²)	iPTH (pg/mL)	PTxの適応 (JSDTはPEITを含む)
K/DOQI (2003年)	3.5～5.5	8.4～9.5 (<10.2)	<55	150～300	iPTH≧800pg/mL (内科的治療に抵抗)
JSDT (2006年)	3.5～6.0	8.4～10.0	—	60～180	
(2012年)				60～240	iPTH＞500pg/mL (内科的治療に抵抗)
KDIGO (2009年)	基準範囲内	基準範囲内	—	基準上限値2～9倍	内科的治療に抵抗

K/DOQI：Kidney Disease Outcomes Quality Initiative
JSDT：日本透析医学会（Japanese Society for Dialysis Therapy）
KDIGO：国際腎臓病診療ガイドライン機構（Kidney Disease Improving Global Outcome）
PTx：副甲状腺摘出術（parathyroidectomy）
PEIT：副甲状腺エタノール注入療法（percutaneous ethanol injection thrapy）
iPTH：免疫反応性上皮小体ホルモン（immunoreactive parathyroid hormone）

〔日本透析医学会：慢性腎臓病に伴う骨・ミネラル代謝以上の診療ガイドライン．日本透析医学会雑誌45(4)：301-356, 2012〕

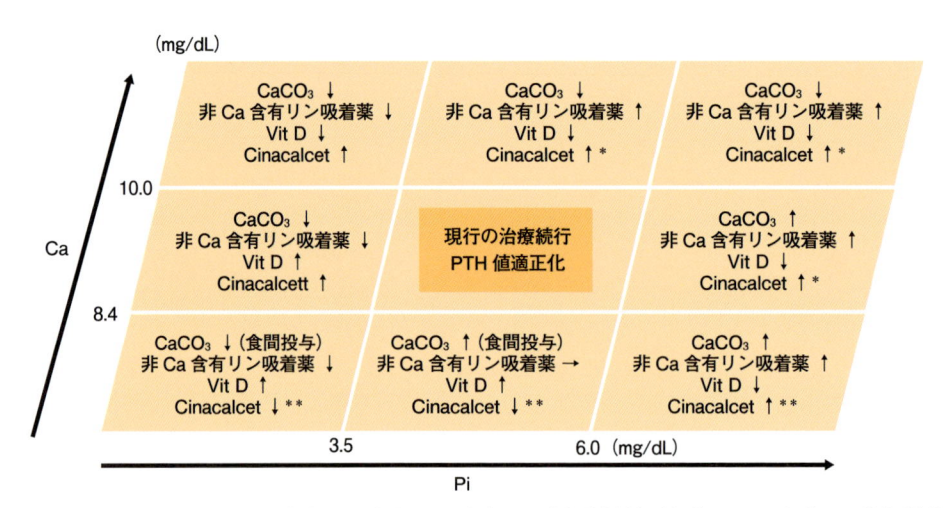

(mg/dL) Ca 10.0 / 8.4	CaCO₃ ↓ 非Ca含有リン吸着薬 ↓ Vit D ↓ Cinacalcet ↑	CaCO₃ ↓ 非Ca含有リン吸着薬 ↑ Vit D ↓ Cinacalcet ↑*	CaCO₃ ↓ 非Ca含有リン吸着薬 ↑ Vit D ↓ Cinacalcet ↑*
	CaCO₃ ↓ 非Ca含有リン吸着薬 ↓ Vit D ↑ Cinacalcett ↑	現行の治療続行 PTH値適正化	CaCO₃ ↓ 非Ca含有リン吸着薬 ↑ Vit D ↓ Cinacalcet ↑*
	CaCO₃ ↓（食間投与） 非Ca含有リン吸着薬 ↓ Vit D ↑ Cinacalcet ↓**	CaCO₃ ↑（食間投与） 非Ca含有リン吸着薬 → Vit D ↑ Cinacalcet ↓**	CaCO₃ ↑ 非Ca含有リン吸着薬 ↓ Vit D ↓ Cinacalcet ↑**

3.5　　　　　6.0　(mg/dL)　Pi

↑：開始または増量，↓：減量または中止，＊：血清PTH濃度が高値（要検討），＊＊：血清PTH濃度が低値（要検討）
〔日本透析医学会：慢性腎臓病に伴う骨・ミネラル代謝異常の診療ガイドライン．日本透析医学会雑誌45（4）：311, 2012〕

図1 P，Caの治療管理法（9分割図）

ト塩酸塩があります．

シナカルセト塩酸塩によりPTHが抑制されると，Ca・Pも低下します．

低Ca血症のほか，悪心などの消化器症状の副作用が問題点です．

内科的治療に抵抗性を示す場合は，副甲状腺摘出術（PTx：parathyroidectomy），副甲状腺エタノール注入療法（PEIT：percutaneous ethanol injection thrapy）を検討します．

水分・塩分

腎機能が廃絶し無尿・乏尿の透析患者では，透析間に体重が増加します．その増加量は食塩摂取量に依存します．

血清Na濃度140mEq/Lは食塩水に換算すると8.2g/Lに相当するので，無尿の患者さんでは，8.2gの食塩が体内に蓄積すると理論的には1kgの体重増加が生じます．

実際には，汗と便を合わせて1日1gの食塩が排泄されるため，1日15gの食塩摂取で体内には14gが蓄積し，1.7kgの体重増加となります．このため塩分摂取制限が重要で，食塩5〜6g/日程度を推奨しています．

また飲水も同様で，摂取で増えた体液量に対して血清Na濃度を一定にするために塩分摂取に結びつくので飲水制限も重要です．透析間体重増加量は中2日で1.5〜2.0kgが推奨されています．

無尿の透析患者では700〜1,000mL/日程度に飲水制限することが多く，食塩・飲水双方の制限の必要です．

しかし，塩分制限からの食欲低下で低栄養状態になることを避ける必要があります．

感染症

透析患者の死因のうち，心不全に続いて感染症が2位で約20％を占めています．この要因として透析患者の免疫不全が考えられています．細胞性免疫，液性免疫の低下，好中球機能の低下，栄養障害などが要因にあげられ，免疫抑制に関与しています．

透析患者はimmunocompromised hostでとくに高齢者，糖尿病症例で顕著です．

発熱や局所症状に乏しいことも多く，不明熱として経過することも多いです．

バスキュラーアクセス感染，呼吸器感染症，敗血症が多く，原因菌は一般と比較してメチシリン耐性黄色ブドウ球菌（MRSA：methcillin-resistant *Staphylococcus aureus*）の検出頻度が高いです．

バスキュラーアクセス感染

血液透析患者における菌血症/敗血症のうち，バスキュラーアクセス感染に伴うものは50～80％を占めるといわれています．

感染頻度はカテーテル感染＞人工血管＞自己血管の順です．

感染所見ははっきりしないことが多く，血液培養や膿培養を行うことが重要です．

原因菌は黄色ブドウ球菌(とくにMRSA)，表皮ブドウ球菌をはじめとする皮膚常在菌，緑膿菌などがあります．

高カロリー輸液施行中では，カンジダ症に注意します．

全身状態が悪く，敗血症が示唆される状況では，バスキュラーアクセスの抜去を考慮します．

尿路感染症

透析期には乏尿・無尿状態になることで，尿流障害により自浄能力低下により逆行性に尿路感染症がみられることが多いです．

結核症

透析患者は一般と比較して10～15倍も結核感染のリスクが高いといわれています．

肺外病変が多く，経過が早く重篤化しやすいことが特徴です．

透析患者の胸水では結核菌培養結果が陽性にならないことも多く，結核性胸膜炎かどうか確定診断が難しいです．

原因疾患が糖尿病である場合には，注意を要します．

血行性伝播による粟粒結核が多いこと，透析導入1年以内の発症が多いことが特徴です．

結核は2類感染症に分類されており，発生した場合には感染症法第12条第1項の規定により，医師はただちに管轄の保健所に届け出なければなりません．

結核患者が排菌している場合には，空気感染隔離室へ患者さんを収容します．

患者さんへはサージカルマスクの着用し，咳エチケットなどの教育も行います．

スタッフや面会者はN95マスクを着用します．

MRSA感染症

MRSAは強固な細胞壁を有して酸には弱いですが，塩分や乾燥には強く病棟の空気中に浮遊し，白衣・手指・ベッドに付着して皮膚や粘膜に定着し増殖しやすいです．

また，経皮的に留置された針，チューブ，カテーテルにも付着します．

感染拡大防止のためには患者さんごとの手洗い，消毒の遵守励行が重要です．

広域抗菌薬が投与されると，菌叢のバランスが崩れ，緑膿菌，腸球菌，MRSA，カンジダなどが残存，MRSAはその中で異常増殖し重症感染症を起こします．

感染拡大防止のためには患者さんごとの手洗い，消毒の遵守励行が重要です．

ウイルス性肝炎

B型肝炎ウイルスは，ヒトの身体の外でも7日間は生存しうるので，この期間に身体にウイルスが入った場合，感染が成立することがあります．

透析患者のHBs抗原陽性率は非透析患者の2倍といわれています．

C型肝炎ウイルスでは，HCV抗体陽性率は非透析患者の10倍と高率です．

透析室では，内シャントの穿刺など観血的処置が頻回に行われるため，血液・体液を媒介として感染するB型肝炎，C型肝炎ウイルスの院内感染予防を徹底する必要があります．

HBs抗原陽性，HCV抗体陽性の透析患者の院内感染拡大予防策として，以下が推奨されています．

①ベッドを固定します．
②処置にかかわるスタッフも固定することが望ましいです．
③院内感染のリスクが少ない順番に穿刺します．
④体温計，血圧計，診察器具，リネン類を患者さん専用とすることが望ましいです．
⑤施設内の全患者さんにHBs抗原，HCV抗体を6か月に一度以上測定

9 社会資源の活用

✴ 医療費と障害年金

☀ 医療費

⚡医療費についてのポイント
①健康保険制度では，本人がひと月に負担しなければならない医療費の上限金額が設定されています．
②人工透析療法が必要な人は，さらに医療費の負担軽減がはかられる制度があります．

医療費にかかわる制度

①高額療養費制度：自己負担上限額以上支払った医療費が還付されます．
②限度額適用認定証：病院で自己負担上限金額までの支払で済みます．
③付加給付制度：健康保険組合独自で上限額が設定されている場合に，自己負担上限額以上支払った医療費が還付されます．
④自立支援医療（更生医療）：主に腎移植をする場合に申請ができます．所得状況により自己負担額が異なります．

【人工透析療法が必要となった場合】
⑤特定疾病療養受領証：透析にかかる医療費自己負担額が月1万円（上位所得者は2万円）となります．申請月から有効です．
⑥特定疾病の医療費助成制度（東京都に住民票がある場合のみ）：月1万円の医療費助成があります．申請日から有効です．
⑦身体障害者手帳：次項参照．
⑧障害者医療費助成制度：手帳取得者のうち，制度が受けられるかは都道府県や所得状況などにより異なります．

☀ 障害年金

⚡年金についてのポイント
①通常の老齢年金に対し，65歳に満たない場合でも，病気やけがによる障害が一定以上の場合に年金が支給されます．障害が理由の場合に支給される年金を，「障害年金」といいます．
②障害年金には等級があります．人工透析療法を受けている方は，透析を初めて受けた日から3か月を超えていれば申請ができ，通常は2級となります．ただし主要症状，検査数値，日常生活状況などにより1級に該当する場合があります．

公的年金の種類

表1に公的年金の種類をあげます．

年金額

年金額（障害基礎年金の場合：2014年11月現在）は，
　　1級：966,000円
　　2級：772,800円
ですが，18歳未満（障害者は20歳未満）の子供がいる場合，子供の人数により加算があります．

認定基準

認定基準（腎疾患による障害）については，表2にあげます．

相談・申請窓口

初診日（障害の原因となった病気やけがについて，初めて医師の診察を受けた日）に加入していた年金により異なります．
　　国民年金➡住所地の市区町村役場
　　厚生年金➡年金事務所または年金相談センター
給付要件や手続きなど詳しいことについては，相談窓口で確認が必要です．

ここでは社会資源の活用としての医療費と障害年金について解説します．

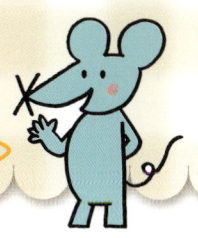

表1　公的年金の給付の種類

公的年金には，老齢給付以外にも障害給付・遺族給付があり，所得の得失，または，減退に対して給付を行う仕組みとなっていて，高齢者に限らず受給することができる．

	基礎	厚生
老齢	老齢基礎年金 　保険料納付済期間などに応じた額	老齢厚生年金 　保険料納付済期間・賃金*1に応じた額
障害	障害基礎年金 　障害等級*1に応じた額 　障害基礎年金は，保険料納付期間にかかわらず，老齢基礎年金を受け取ることができる．	障害厚生年金 　賃金*1・加入期間・障害等級*2に応じた額 　加入期間が300か月（25年）未満の場合は，300か月（25年）として計算する．
遺族	遺族基礎年金 　老齢基礎年金の額と同額 　遺族基礎年金は，保険料納付期間にかかわらず，老齢基礎年金の満額を受け取ることができる．	遺族厚生年金 　亡くなった方の老齢厚生年金の4分の3の額 　加入期間が300か月（25年）未満の場合は，300か月（25年）として計算する．

*1：賃金とは，正確には「平均標準報酬額」といい，加入期間中の給与と賞与（ボーナス）の平均額のことをいう．
*2：障害等級は，基礎年金と厚生年金で共通，障害厚生年金（2級以上）受給者は，同時に障害基礎年金を受給できる．
注：基礎年金は全国民が共通して受け取るが，厚生年金は会社員など厚生年金に加入している人が受け取る．公務員など共済年金に加入している人は，厚生年金ではなく共済年金を受け取る．
〈厚生労働省：教えて！公的年金制度（http://www.mhlw.go.jp/topics/nenkin/zaisei/01/01-03.html）より2014年10月27日検索〉

表2　認定障害（腎疾患による障害）

令別表	障害の程度	障害の状態
国年令別表	1級	身体の機能の障害または長期にわたる安静を必要とする病状が前各号と同程度以上と認められる状態であって，日常生活の用を弁ずることを不能ならしめる程度のもの
国年令別表	2級	身体の機能の障害または長期にわたる安静を必要とする病状が前各号と同程度以上と認められる状態であって，日常生活が著しい制限を受けるか，または日常生活に著しい制限を加えることを必要とする程度のもの
厚年令別表第1	3級	身体の機能に，労働が制限を受けるか，または労働に制限を加えることを必要とする程度の障害を有するもの

〈日本年金機構（http://www.nenkin.go.jp/n/open_imgs/service/0000006945.pdf）より2014年10月27日検索〉

利用できる福祉制度

医療費に関する制度のほか，利用できる福祉制度があります．

ここでは，①身体障害者手帳，②障害者総合支援法，③介護保険制度をあげます．

障害福祉サービス（図1）

身体障害者手帳

シャント造設者でおおむね3級，透析導入者でおおむね1級の該当となります．

- 手帳所持者は，交通費の割引や税金の控除などのサービス利用ができますが，利用できるのは手帳交付後となります．
- 都道府県，市区町村により受けられるサービスの内容は若干異なりますので，詳しくはお住まいの地域の申請窓口でご確認ください．

障害者総合支援法

手帳を所持または対象疾病該当者のうち，日常的に支援や介護が必要な人が対象となります．介護保険対象者は，介護保険制度利用が優先となります．

- サービス利用にあたり，障害支援区分の認定を受ける必要があります．
- 障害支援区分認定を受けたあと，必要な支援サービスの導入となりますので，支援を希望されてから利用までには1か月くらいの時間がかかります．

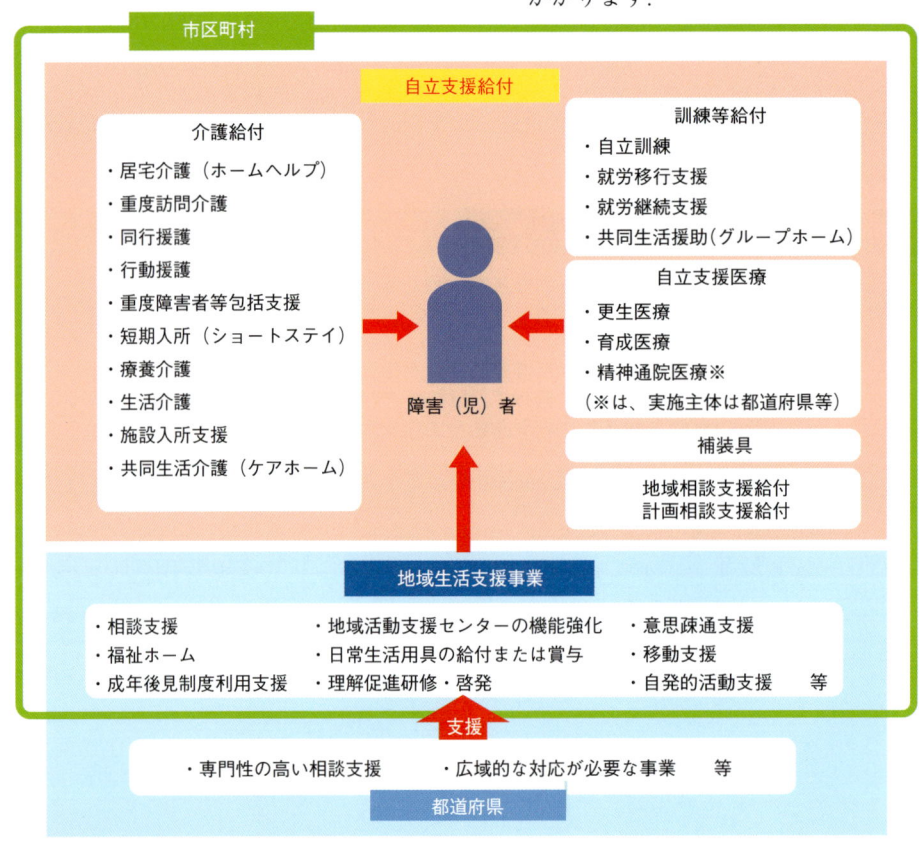

図1 障害福祉サービスの体系

〈障害者福祉制度解説－WAM NET (http://www.wam.go.jp/content/wamnet/pcpub/syogai/handbook/system/) より2014年10月27日検索〉

ここでは社会資源の活用として利用できる福祉制度について解説します．

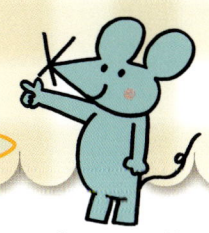

介護保険サービス（図2）

介護保険制度

65歳以上および40歳以上65歳未満で特定疾病（16疾病）に該当し，日常的に支援や介護が必要な人が対象となります．

・サービス利用にあたり，要介護認定を受ける必要があります．

・介護認定は申請から結果がでるまでに1か月ほどの時間がかかりますが，場合により暫定的にサービス利用をすることも可能です．

さいごに

年金申請や制度の利用については，対象者の年齢，居住地，所得状況，身体状況により利用できるかが異なります．対象になりそうな方がいれば，病院のソーシャルワーカーなど相談窓口や申請窓口での相談をお勧めします．

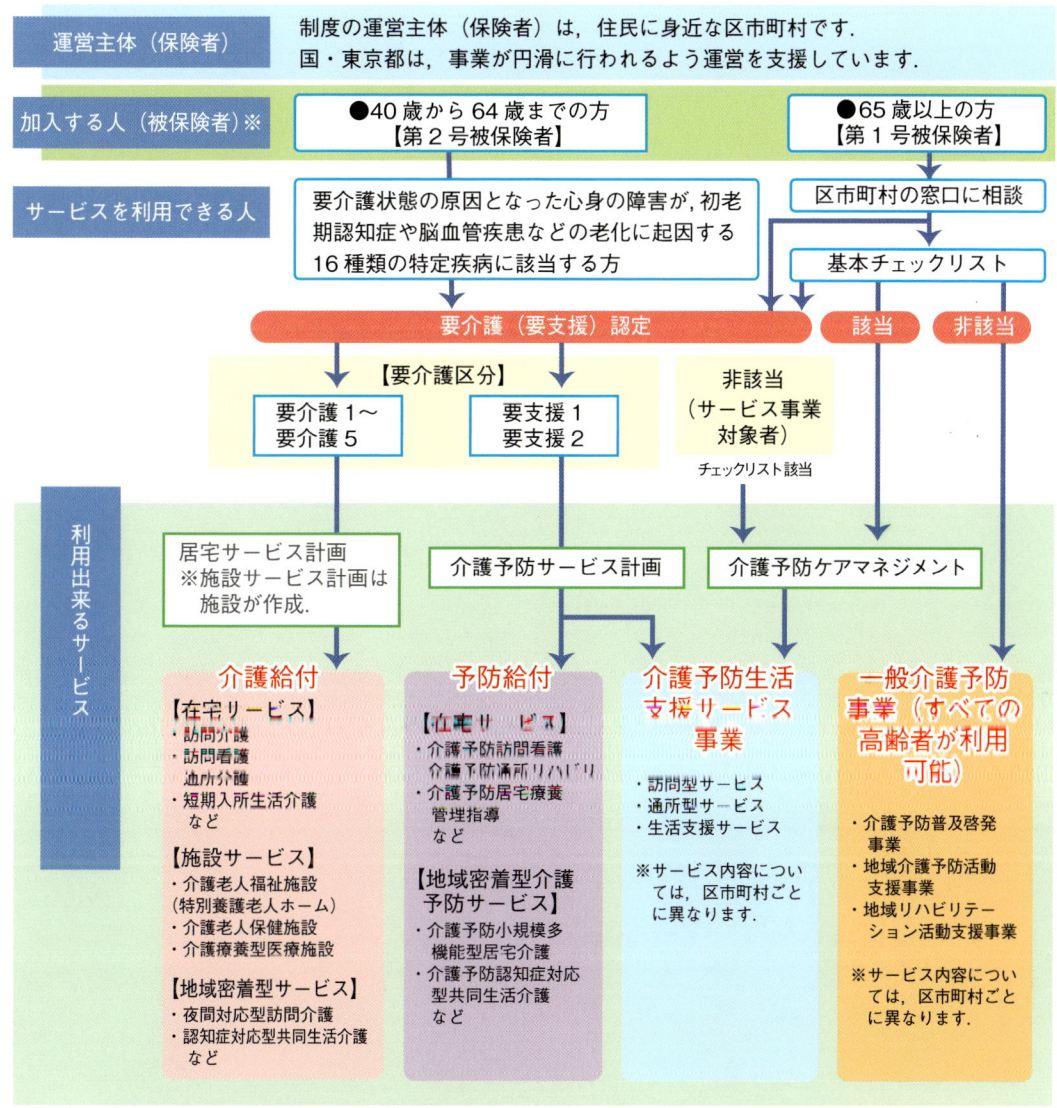

運営主体（保険者）	制度の運営主体（保険者）は，住民に身近な区市町村です．国・東京都は，事業が円滑に行われるよう運営を支援しています．
加入する人（被保険者）※	●40歳から64歳までの方【第2号被保険者】　●65歳以上の方【第1号被保険者】
サービスを利用できる人	要介護状態の原因となった心身の障害が，初老期認知症や脳血管疾患などの老化に起因する16種類の特定疾病に該当する方／区市町村の窓口に相談／基本チェックリスト

要介護（要支援）認定　　該当／非該当

【要介護区分】
- 要介護1〜要介護5
- 要支援1／要支援2
- 非該当（サービス事業対象者）チェックリスト該当

利用出来るサービス：
- 居宅サービス計画　※施設サービス計画は施設が作成．
- 介護予防サービス計画
- 介護予防ケアマネジメント

介護給付
【在宅サービス】
・訪問介護
・訪問看護
・通所介護
・短期入所生活介護
など

【施設サービス】
・介護老人福祉施設（特別養護老人ホーム）
・介護老人保健施設
・介護療養型医療施設

【地域密着型サービス】
・夜間対応型訪問介護
・認知症対応型共同生活介護
など

予防給付
【在宅サービス】
・介護予防訪問看護
・介護予防通所リハビリ
・介護予防居宅療養管理指導
など

【地域密着型介護予防サービス】
・介護予防小規模多機能型居宅介護
・介護予防認知症対応型共同生活介護
など

介護予防生活支援サービス事業
・訪問型サービス
・通所型サービス
・生活支援サービス

※サービス内容については，区市町村ごとに異なります．

一般介護予防事業（すべての高齢者が利用可能）
・介護予防普及啓発事業
・地域介護予防活動支援事業
・地域リハビリテーション活動支援事業

※サービス内容については，区市町村ごとに異なります．

※上記のフロー図は，介護予防・日常生活支援総合事業を開始した場合の介護保険利用の流れを示したものです．総合事業の開始時期は区市町村ごとに異なりますので，詳細につきましてはお住まいの区市町村にお問い合わせください．
※外国籍の方で，3ヶ月を超えて在留する方，特別永住者の方などは含まれます．

図2　介護保険サービスの体系

〈東京都福祉保健局高齢社会対策部介護保険課：介護保険制度パンフレット（http://www.fukushihoken.metro.tokyo.jp/kourei/koho/kaigo_pamph.files/27kaigohoken-3.pdf）より2015年5月18日検索〉

引用・参考文献

第1章 透析療法の基礎知識

腎臓の働き
1) 吉松 正：腎・尿路の構造．腎・泌尿器疾患ビジュアルブック(渋谷祐子，亀山周二編), p2-9, 学研メディカル秀潤社, 2010.
2) 篠田俊雄：腎臓の構造と機能．基礎からわかる透析療法パーフェクトガイド(篠田俊雄, 萩原千鶴子編), p2-14, 学研メディカル秀潤社, 2011.
3) 坂井建雄：初心者のための腎臓の構造．日本腎臓学会誌 43(7)；572-579, 2001.

第2章 透析療法の実際

安全に透析療法を行うために
1) 吉松 正：腎・尿路の構造．腎・泌尿器疾患ビジュアルブック(渋谷祐子，亀山周二編), p2-9, 学研メディカル秀潤社, 2010.
2) 篠田俊雄：腎臓の構造と機能．基礎からわかる透析療法パーフェクトガイド(篠田俊雄, 萩原千鶴子編), p2-14, 学研メディカル秀潤社, 2011.
3) 近藤恒律：血液透析の適応と条件．透析療法の理解とケア(岩満裕子編), p26-34, 学研メディカル秀潤社, 2004.
4) 長ани康彦：血液透析前の準備．透析療法の理解とケア(岩満裕子編), p35-43, 学研メディカル秀潤社, 2004.
5) 日本透析医学会：維持血液透析ガイドライン：血液透析処方．日本透析医学会雑誌, 46(7)：587-632, 2013.
6) 川西秀樹ほか：血液浄化器(中空糸型)の機能分類2013．日本透析医学会雑誌, 46(5)：501-506, 2013.

留置カテーテルの穿刺
1) 古賀孝高：透析療法：血液透析．腎・泌尿器疾患ビジュアルブック(渋谷祐子，亀山周二編), p156-161, 学研メディカル秀潤社, 2010.
2) 青柳 誠：バスキュラーアクセス．基礎からわかる透析療法パーフェクトガイド(篠田俊雄, 萩原千鶴子編), p60-67, 学研メディカル秀潤社, 2011.

開始の準備から終了までのフローチャート
1) 阿部福代：透析療法に必要な技術・観察・ケア(入室〜帰宅まで)．基礎からわかる透析療法パーフェクトガイド(篠田俊雄, 萩原千鶴子編), p68-84, 学研メディカル秀潤社, 2011.
2) 正武家由美子：血液透析開始時の観察とケア．透析療法の理解とケア(岩満裕子編), p44-47, 学研メディカル秀潤社, 2004.

患者入室
1) 篠田俊雄ほか編：基礎からわかる透析療法パーフェクトガイド．学研メディカル秀潤社, 2011.
2) 黒川 清：透析ケア最新マニュアル, 改訂2版, p74-75, 医学芸術社, 2009.

透析終了操作
1) 前波輝彦ほか：透析看護Q&A. バスキュラーアクセスのケア・管理, 中外製薬株式会社.
2) 岡山ミサ子ほか：透析室の新人スタッフ指導術, p109-110, 115, MCメディカ出版, 2009.
3) 阿部福代：透析終了操作．基礎からわかる透析療法パーフェクトガイド(篠田俊雄, 萩原千鶴子編), p82-83, 学研メディカル秀潤社, 2011.

腹膜透析：APD(自動腹膜透析)
1) 松岡由美子：ナーシング・プロフェッション・シリーズ 腎不全・透析看護の実践, 第1版, p135-170, 医歯薬出版, 2010.
2) ツインバッグ+腹膜透析システム キャプノテールTSCD, テルモ．
3) 秋澤忠男編：やさしい透析患者の自己管理 改訂3版, p21, 医薬ジャーナル社, 2007.

透析患者のリハビリテーション
1) 上月正博：腎臓リハビリテーション, 初版, 医歯薬出版, 2012.
2) 上月正博：腎臓リハビリテーション. 新編 内部障害のリハビリテーション, 初版(上月正博編集), p191-202, 医歯薬出版, 2010.
3) 新堀有佳ほか：当院で立案したセルフエクササイズ形式の透析中の運動療法の効果.透析会誌, 47(10)：p599-606, 2014.
4) 日本透析医学会：慢性腎臓病患者における腎性貧血治療のガイドライン．日本透析医学会雑誌, 41(10)：696, 2008.

INDEX

欧文

ACE 阻害薬	120
ADL	49,103
——制限	103
AN69 膜	120
APD	92
——開始	99
——回路	94
——患者	92
——終了	99
——の準備	93
AVF	33,39
AVG	35,39
B 型肝炎	119
Ca	24
CA	28
CAPD	74
——患者	92
——システム	77
Ca 管理	123
Ca 拮抗薬	118
CDA	28
CI	24
CKD	10,76,110
CKD-MBD 透析導入後の管理	123
CTA	28
C 型肝炎	119
DPP4 阻害薬	120
ECUM	15
eGFR	16
EPO	121
ESA	121
ESA 低反応性	122
EVAL	28
GFR	10
H2 ブロッカー	120
Hb	122
HD	15,59
HDF	15,59
HF	15
K	24
Kt	30
LZD	119
Mg	24
MRC	28
MRSA 感染症	125
Na	24
nPCR	121
NSAIDs	120
PAES	28
PAN	28
PD	15,74
PD カテーテル挿入術	75
PEPA	28
PES	28
PMMA	28
PSF	28
PTH 管理	123
P 管理	123
RA 系阻害薬	118
RC	28
RO	20,22
SU 剤	120
TDM	120
TSAT	122
URR	121
β 2 ミクログロブリン	27
β 遮断薬	118

あ行

アクセストラブル	37
味つけ	113
後片付け	65
アナフェラキー症候群	70
アルガトロバン	32
アンジオテンシン	7
アルドステロン	7
アレルギー	70
イーカム	15
維持透析患者	103
移植腎	10
遺族	127
一時離脱	66
医療廃棄物入れ	51
医療費	126
インスリン	120
インターフェロン	119
ウイルス性肝炎	125
右腎臓	2
運動処方	105
運動耐容能	103
運動療法	104
栄養管理	78
栄養成分表示	113
液漏れ	102
エチレンビニルアルコール共重合体	28
エネルギー	110
エネルギー補給食品	111
遠位尿細管	6
エンドトキシン	25
塩分	124
オンライン補充液	25

か行

外因系凝固系	31
介護保険サービス	129
介護保険制度	129
回路の切り離し	99
拡散	14
額療養費制度	126
下肢の運動	106
過剰血流	38
ガスパージ	47
家族支援	60
活性型ビタミン D	122
合併症	78,119
カテーテルケア	102
カテーテルの構造	75
カフ型カテーテル	36
カリウム	115
——含有量	115
——制限	115
カルシウム	116
カルバペネム	119
環境整備	65,79
患者側介助者	67
患者入室	49
感染症	124

機械監視	58
機器	72
気泡検出器	21
気泡混入	73
逆浸透圧	77
急性腎不全	8, 17
狭窄	37
切り離し	91
近位尿細管	6
禁忌薬剤	120
緊急腎不全	17
緊急透析	17
筋痙攣	70
空気混入	71
屈折齢	127
クリノソン	27
血圧管理	117
血圧低下	68
血圧変動	118
血液異常	16
血液浄化器	27
血液透析	13, 41
血液透析濾過	15
血液ポンプ	21
血液濾過	15
結核症	125
血管石灰化	122
血清クレアチニン	16
血性排液	102
血糖降下薬	120
減塩	112
限外濾過率	27
検査データ	121
原疾患の割合	9
限度額適用認定証	126
降圧療法	117
降圧薬	118, 120
抗インフルエンザ薬	119
抗ウイルス薬	119
抗凝固薬	31, 120
抗菌薬	119
高血圧	10
核酸アナログ製剤	119
高脂血症治療薬	120
更生医療	126
合成高分子膜系	10
向精神薬	120
公的年金	126
厚年齢	127
高濃度透析液	25
抗不整脈薬	120
抗ヘルペス薬	119
呼吸循環器症状	11
骨代謝	122
コンソール	73

さ 行

再吸収	6
細菌数	25
サイクラー	92
再生セルロース	28
細胞同士の接触	5
左腎臓	2
擦式アルコール方法	81

残腎機能消失	74
残腎機能低下	74
酸素摂取量	104
三方活栓	67
自覚症状	57
糸球体	4
——濾過膜	5
——濾過量	16
止血	64
試験管スライド凝集反応検査	122
自己管理	60
ジゴキシン	120
自己血管	64
持続可動式	74
ジソピラミド	120
指導	60
自動腹膜還流装置	92
シャント	33
——音	52, 65
——肢	52, 54
周囲臓器	2
集合管	6
重症度分類	10
重炭酸	24
手技	13
主薬	111
出血	69
出血性リスク	120
主動作筋	105
循環器症状	16
循環血液量	68
障害	127
障害者医療費助成制度	126
障害者総合支援法	128
障害年金	126
障害福祉サービス	128
消化器症状	11, 16
上肢の運動	108
消毒方法	76
情報収集	41
静脈圧上昇	72
静脈圧低下	72
静脈圧ポート	21
静脈側回路	43
静脈高血圧症	37
有車の例	111
食事療法	70, 110
除水計画	57
除水量	29
自立支援医療	126
視力障害	16
腎炎	10
腎機能	16
神経症状	16
心血管イベント	11
腎硬化症	9
人工血管	64
腎後性	8
腎小体	4
腎静脈	3
腎性	8
腎性骨症	116
腎性貧血	121

腎前性	8
心臓隔比	29
腎臓の位置	2
腎臓の形	2
腎臓の血管	2
腎臓の断面図	3
腎臓リハビリテーション	103
身体機能	103
身体障害者手帳	126,128
浸透圧	14
腎動脈	3
腎排泄性	120
腎不全	8
水質基準	27
水分	124
——管理	114
——制限	114
——バランス	114
スタチン	120
スティール症候群	38
スリル	52
スルホニル尿素薬	120
清潔な環境	79
積層型ダイアライザー	26
赤血球	7
接続	84,89
設定確認	59
セルロースアセテート	28
セルロース系膜	28
穿刺	39,51,53
穿刺者	54
ソアサム	37
送血側	54,55
相談・申請窓口	126
組成	6
蘇生	71

た 行

ダイアライザー	20,26,31
体液異常	16
体液貯留	16
体液量	6
体外循環	68
退室	65
体重測定	49
体内水分量	30
体内薬物動態	119
タイムアウト	53
他覚的症状	57
多臓器不全	17
脱血	62
脱血側	54,55
脱血不良	72
タバチェール	34
多発性嚢胞腎	10
タンパク質摂取量	112
中空糸型ダイアライザー	26
中心静脈カテーテル	35,40
中枢神経症状	11
超純水透析液	25
治療モード	59
ツインバッグ	77,82
手洗い	80
低血圧	117
抵抗運動	105
低分子ヘパリン	32
適応疾患	27
適正透析	78
適正血液透析	121
鉄補充療法	122
手で終了	85
手で接続	85
テトラサイクリン	119
電解質濃度	23
透析液	22,80
透析液作成工程	23
透析液の水質基準	25
透析液の注液	76
透析液の濃度	25
透析液の排液	76
透析液バッグ	82
透析液流量	31
透析回数	30
透析監視装置側介助者	67
透析器	27
透析計算シート	50
透析時間	30
透析終了操作	61
透析条件	26
透析装置	20
透析導入基準	16
透析膜	12
透析用監視装置	72
透析用患者監視装置	20
透析用水	25
透析療法	12
透析濾過器	27
糖尿病	10
——性腎症	9
静脈側回路	44
動脈表在化	36
特殊食品	116
特定疾病の医療費助成制度	126
特定疾病療養受領証	126
ドプス	50
ドライウエイト	29
ドライタイプ	47
トレンデレンブルグ体位	71
トンネル感染	102

な 行

内因系凝固系	31
ナトリウム	113
二次性副甲状腺機能亢進症	122
日常生活動作	103
日本透析医学会	25
日本臨床工学技士会	25
ニューキノロン	119
尿アルブミン	10
——定量	10
尿細管	4
尿成分	6
尿素クリアランス	27,30
尿素除去率	121
尿蛋白	10
——定量	10
尿毒症	11
尿毒素	12

尿路感染症	125
認定障害	127
ネフロン	4
年金額	126
認定基準	126
濃度透析液	25
内因性エリスロポエチン	121

は 行

排液	84
——開始	86
——終了	86
——タンク	96
——の処理	88
——の性状	86
——不良	102
——ライン	96
——量	86
背筋の運動	109
排泄介助	58
バイタルサイン	57,65
廃用症候群	105
バスキュラーアクセス	33,52
バスキュラーアクセス感染	125
バッグ交換	76,79
針捨て容器	51
半透膜	14
非カフ型カテーテル	35
ビグアナイド	120
非シャント	33
必要物品	42,61,79,93
皮膚症状	11
表在化動脈	39
標準化タンパク質異化率	121
標準透析液	25
表面改質セルロース	28
ピルジカイニド	120
貧血	121
フィブラート	120
付加給付制度	126
不均衡症候群	69
腹腔内に注入	88
福祉制度	128
腹膜炎	102
腹膜カテーテル	101
腹膜透析	73,74
腹筋運動	108
ブドウ糖	24
プライミング	42,87
プラスチッククランプ	101
フローチャート	41,74,92
閉塞	37
ヘパリン	32
ヘモグロビン	122
ヘルニア	102
便意	66
返血	61
ベンゾジアゼピン	120
ヘンレ係蹄	6
乏尿	17
ボール	109
ポビドンヨード液	101
ポリアクリロニトリル	28
ポリアリルエーテルスルホン	28
ポリエーテルスルホン	28
ポリエステル系ポリマーアロイ	28
ポリスルホン	28
ポリメチルメタクリレート	28
ホルモンの産生	7

ま 行

前腕末梢	34
マグネシウム製剤	120
マスク	82
末期腎不全患者	74
末梢神経症状	11
慢性糸球体腎炎	9
慢性腎臓病	10,110
慢性腎不全	9,16
慢性閉塞性肺疾患	103
水処理装置	23
脈圧上昇	118
無尿	17
名称確認	59
メシル酸ナファモスタット	32
針孔	69
免疫力低下	11
モニタ部	21

や 行

薬物療法	119

ら 行

リズミック	50
利尿薬	118
リネゾリド	119
リハビリテーション	103
瘤	37
留置カテーテル	38,40
リン	116
臨床症状	16,29
リン制限	116
レニン	7
老廃物	6
老齢	127
ローラークランプ	101
濾過	14
濾過器	27
ロスバスタチン	120

わ 行

ワーファリン	120

はじめてでもやさしい
透析看護
透析療法の知識・技術と患者マネジメント

2015年 6 月 5 日　　初　版　第 1 刷発行
2017年 3 月 3 日　　初　版　第 2 刷発行

編　　集	渋谷　祐子
発 行 人	影山　博之
編 集 人	向井　直人
発 行 所	株式会社 学研メディカル秀潤社
	〒141-8414 東京都品川区西五反田 2-11-8
発 売 元	株式会社 学研プラス
	〒141-8415 東京都品川区西五反田 2-11-8
印刷製本	凸版印刷株式会社

この本に関する各種お問い合わせ先
【電話の場合】
● 編集内容については Tel 03-6431-1237（編集部）
● 在庫, 不良品（落丁, 乱丁）については Tel 03-6431-1234（営業部）
【文書の場合】
● 〒141-8418　東京都品川区西五反田 2-11-8
　 学研お客様センター『はじめてでもやさしい 透析看護』係

©Y Shibuya 2015 Printed in Japan
●ショメイ：ハジメテデモヤサシイ トウセキカンゴ トウセキリョウホウノチシキギジュツト
　カンジャマネジメント
本書の無断転載, 複製, 複写（コピー）, 翻訳を禁じます.
本書に掲載する著作物の複製権・翻訳権・上映権・譲渡権・公衆送信権（送信可能化権を含む）
は株式会社学研メディカル秀潤社が管理します.
本書を代行業者等の第三者に依頼してスキャンやデジタル化することは, たとえ個人や
家庭内の利用であっても, 著作権法上, 認められておりません.

JCOPY〈（社）出版者著作権管理機構委託出版物〉
本書の無断複写は著作権法上での例外を除き禁じられています. 複写される場合は, その
つど事前に,（社）出版者著作権管理機構（電話 03-3513-6969, FAX 03-3513-6979, e-mail:
info@jcopy.or.jp）の許諾を得てください.

　　本書に記載されている内容は, 出版時の最新情報に基づくとともに, 臨床例をも
　とに正確かつ普遍化すべく, 著者, 編者, 監修者, 編集委員ならびに出版社それぞ
　れが最善の努力をしております. しかし, 本書の記載内容によりトラブルや損害,
　不測の事故等が生じた場合, 著者, 編者, 監修者, 編集委員ならびに出版社は, そ
　の責を負いかねます.
　　また, 本書に記載されている医薬品や機器等の使用にあたっては, 常に最新の各々
　の添付文書や取り扱い説明書を参照のうえ, 適応や使用方法等をご確認ください.
　　　　　　　　　　　　　　　　　　　　　　　　株式会社 学研メディカル秀潤社